JN081561

I want to improve my skills

ナースのためのスキルアップノート

看護の現場ですぐに役立つ

看護英語のキホン

看護師さんのための外国人患者接遇と会話！

松井 美穂 著

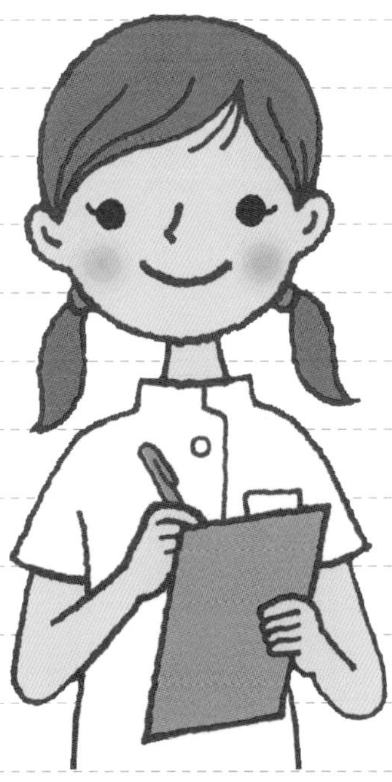

秀和システム

はじめに

突然ですが、みなさんは英語がお好きですか？

自信を持って「はーい！　英語大好きでーす♪」と言える方は、どのくらいいらっしゃるでしょう。

いまこの本を手にしているということは、あなたはおそらく英語に対して、苦手意識を持っているのではないでしょうか。

日本人は10代はじめのころから英語教育を受けていますが、その割には会話ができるほどの英語力が身についている人は、とても少ないように感じます。テストのたびに頑張って勉強したけれど、案外身についていない、そんな感覚をお持ちの方が、おそらくほとんどではないでしょうか。

ですが昨今、日本は外国人観光客であふれています。以前は東京やごく一部の観光地でしか見かけなかった海外の方々が、今やあらゆるところで目撃されるようになってきました。もしも外国人の方が体調を崩し病院を受診することになった場合、当然ながら対応は英語で行われることになります。

そんなとき、ドギマギしたりオロオロしたりせず、堂々と対応したいものですよね。

この本は、そんな「英語は苦手だけど、外国人の患者さんと堂々とコミュニケーションが取れるようになりたい！」と考えている方のための本です。

英語が苦手なのは、「ちゃんとしゃべらなきゃ！」「理解してもらえなかったらどうしよう……」「聞き取れなかったら恥ずかしい」といった意識があるからで、その部分を取り除いてあげれば、苦手な感覚は不思議となくなっていくものです。言語というのはお互いの意志を確認するためのものですから、ちゃんとした文法で話すことは重要ではなく、あくまで「伝わる」ということこそが重要なのです。

私は20代のころ、英国の医療·介護施設で働いていた経験があります。そのときに完璧な英語でコミュニケーションを取っていたかというと、まったくそうではありませんでした。それでもちゃんと仕事はできたし、言いたいことは伝わっていたものです。

この本には、そんな私の経験が詰まっています。会話例として挙げている文章の中には、ネイティブが聞いたらもっといい言い回しがあるというものもあるかもしれません。ですので、この本はあくまで「伝わる」ということを目的として作られているということを、ご承知おきください。

ちゃんと発音ができなくても、指さすだけで会話ができるように例文を多く入れてみました。実用としても使えて、英語の勉強にもなるような、そんな一冊になっていることと思います。

あなたの看護英語の上達に、ぜひ本書をお役立てください。

2020年6月

松井美穂

看護の現場ですぐに役立つ

看護英語のキホン

chapter 1 英語は難しくない ―苦手意識を乗り越えよう

chapter 2 英語を話す患者さんがやってきたら…

chapter 3 英語を話す患者さんが入院してきたら…

chapter 4 疾患別・症状別の対応

chapter 5 「指さし英会話」のためのフレーズ集

chapter 6 巻末資料

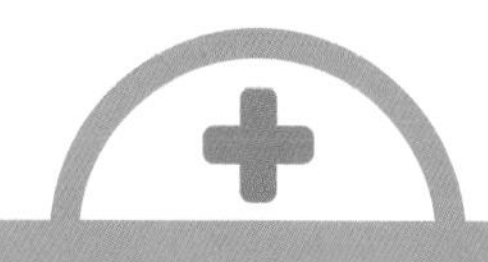

本書の使い方

本書はchapter 1から6までで構成されています。英語に対する苦手意識を克服するコツから始まり、実際に外来や入院の場面で必要とされる患者対応の方法、症状別あるいは疾患別の質問フレーズや実際の会話のやり取り例まで、一連の流れで学習できるような作りになっています。

英語を話せるようになることが目的ではなく、あくまで「看護業務において英語でコミュニケーションが取れるようになる」ということが目標ですが、もちろん本書を学習することによって、英語のフレーズが身につくようにも作られています。

英語を学習するために活用したい方は最初から、業務における即戦力として使いたい場合は該当するところを参照するといった具合に、お好きな使い方をしていただくことができます。

chapter 1　英語は難しくない —苦手意識を乗り越えよう

英語が苦手なナースたちの会話を通して、苦手意識がなくなるマインドセットについてお伝えしています。

chapter 2　英語を話す患者さんがやってきたら…

外国人患者さんが外来受診にやってきた場合の一連の対応について、主なフレーズとその使用例を挙げています。

chapter 3　英語を話す患者さんが入院してきたら…

入院が決定した患者さんに対する説明や、アナムネ聴取などの際の質問フレーズと、その使用例を挙げています。

chapter 4　疾患別・症状別の対応

診断がついている患者さんとのやり取り（疾患別の対応）、および症状のみが明らかになっている患者さんとのやり取り（症状別の対応）について、いくつかの代表的な疾患や症状に分けてフレーズや使用例を挙げています。

chapter 5　「指さし英会話」のためのフレーズ集

本編の基本フレーズに加え、知っていると役立つフレーズをまとめました。患者さんとの会話のときに、該当する箇所を指差してお使いいただくことができます。

chapter 6　巻末資料

診療科の名称や体の部位、病名や症状を表す単語一覧をはじめ、便利な英語系アプリのご紹介や英語記載用の各種フォーマット例を集めました。

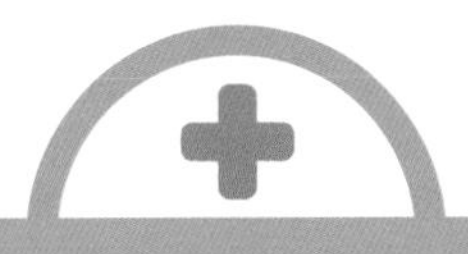

本書の特長

本書は、外国人患者さんと英語によるコミュニケーションを気軽に取ることができるようになることを目標とした作りになっています。英語を学習するためにはもちろん、指さし会話のためのツールとして、業務にそのまま使用することもできる内容です。

役立つポイント1 実践ですぐ役立つ

臨床現場でよく使われる、一般的な質問や説明の内容を示しているので、実践ですぐに使用することができます。

役立つポイント2 1つの項目に1つの会話例を示している

項目ごとによく使われるフレーズを複数挙げ、それらを用いた会話例を示すことによって、具体的な会話のイメージがつきやすくなっています。

役立つポイント3 難しい診療科の名前や、痛みの表現などの一覧がついている

英語で表現するときに困りがちな診療科の英語表記や、痛みの種類（ズキズキ、ガンガン等）の一覧などを巻末に示してありますので、会話に詰まって困ることがありません。

役立つポイント4 外国文化の理解に役立つコラムが充実

日本人の感覚とは異なる言語表現や文化を理解するため、要所要所にコラムを掲載しています。本文と併せて読むことで、英語文化の理解を促進します。

この本の登場人物

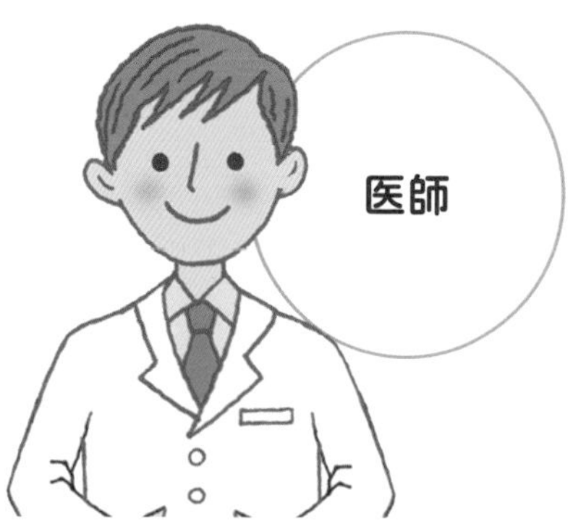

病院の勤務歴8年。的確な判断と処置には定評があります。

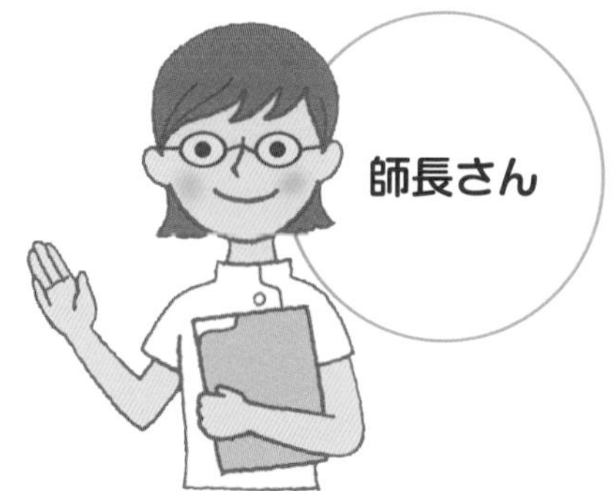

看護師歴20年。優しさの中にも厳しい指導を信念としています。

看護師歴5年。身近な先輩であり、新人ナースの指導役でもあります。

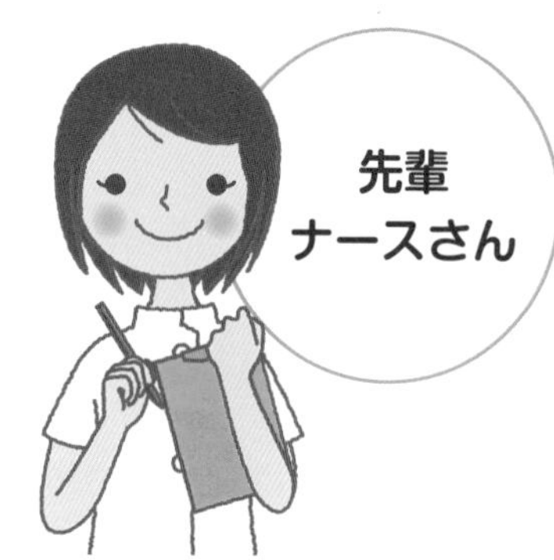

看護師歴3年目のいつも明るい先輩ナース。

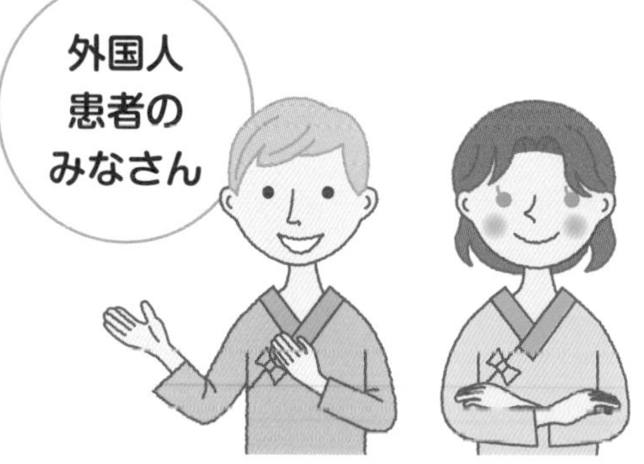

外国人患者さんからも、ナースへの気持ちなどを語っていただきます。

看護師歴1年。看護のかかわり方、ケアについて勉強しています。

英語は難しくない
―苦手意識を乗り越えよう

この章では、あなたの英語に対する精神的なブロックを
外す方法について解説しています。
もっと気軽に英語でやり取りできるようになりましょう。

あなたの英会話に対する イメージは？

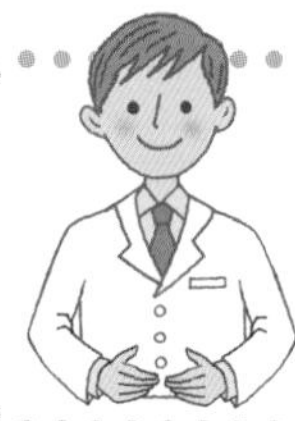

日本人は、英語教育を長く受けているにもかかわらず、英語が苦手と感じる傾向があります。
ここではあなたの英語に対するイメージを見つめ直してみましょう。

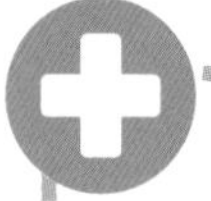

英語を話さなければならない状況に陥った、ある日のナースステーション

英語対応の必要な患者さんが入院してくると知ったナースたち。
さて、どんな会話をしているのでしょうか。

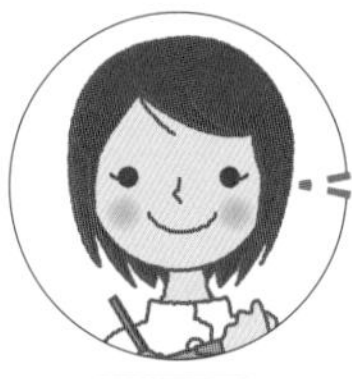

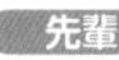

大変！
外国人の患者さんが入院してくるみたいよー！

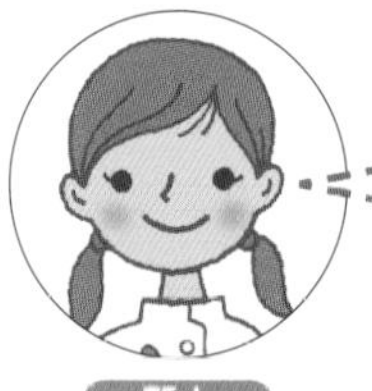

えーー!?　そんなぁ……　私、英語苦手なんですよ。
先輩、入院取ってくださいね！

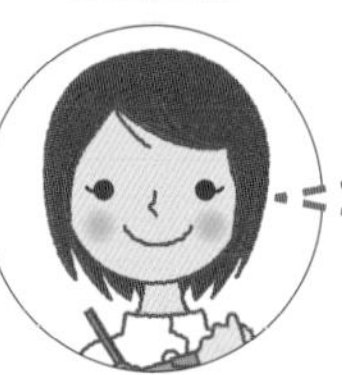

先輩

ダメダメダメ！　だって私英語しゃべれないもん！

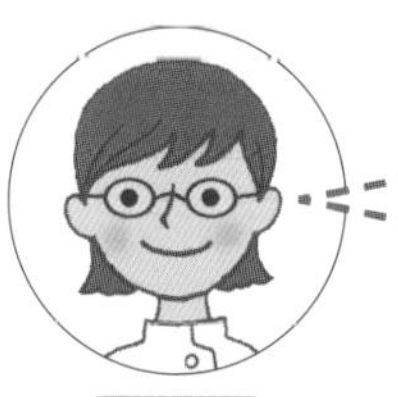

師長

困ったわね。誰か日本語ができる人が付き添いで来てくれないかしら……。

最近では、日本のあちこちで外国人の方を見かけることが増えてきました。

観光で訪れる人も年々増加傾向ですし、日本に居住している外国人も確実に増えています。さらに2021年に開催される東京オリンピックの影響もあり、今後の国内における外国人の滞在割合は、増えることはあっても減ることはないでしょう。

したがって、これからのわが国では、観光などで日本を訪れている間に体調を崩したり怪我をしたりして、日本の病院を受診する外国人の方が増えることが予測されます。

現に、救急応需を標榜(ひょうぼう)している病院においては、外国人の方の外来受診や入院対応件数が、急激に増加していることを実感している方もいらっしゃるのではないでしょうか。

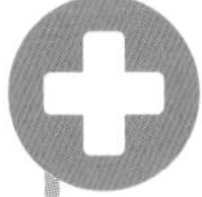

英語とは長いつきあいがあるはずの日本人

ナースたちは口々に、いかに英語が苦手かということを、アピールし始めたようです。

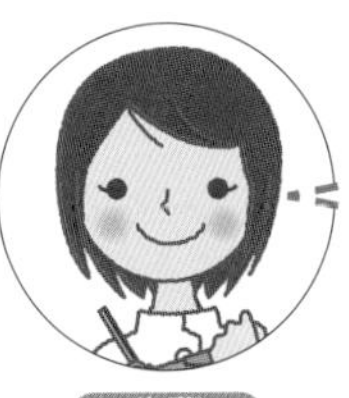

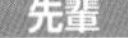

私なんて学生のころ、英語が苦手でいつも赤点だったもん。

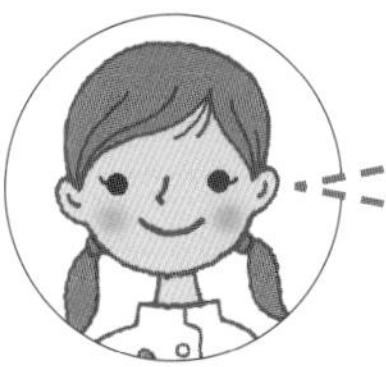

新人

私もですよ。読むのはなんとなく理解できるけど、自分で文章を書くなんて無理！

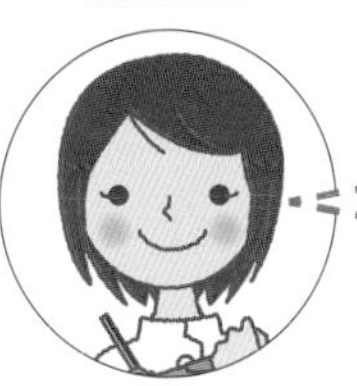

先輩

発音とか全然わかんないしねー。This is a pen.くらいしか言えなーい。あと、I'm Japanese.とか（笑）。

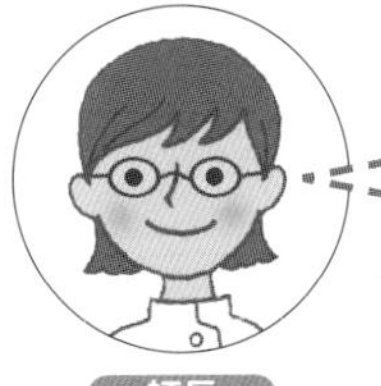

師長

私は読み書きは多少なんとかなるかもしれないけど、会話するとなると自信がないのよね。

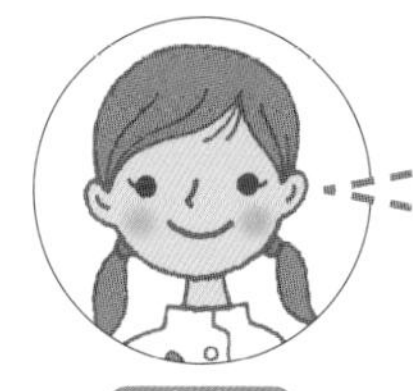

新人

すごーい！　師長さん、読み書き自信あるんですか？

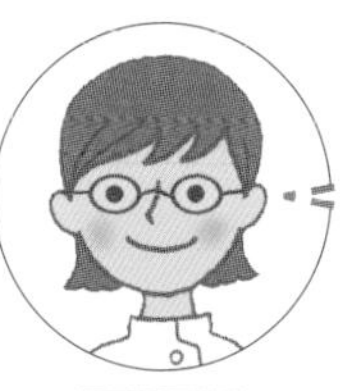

師長

中学生レベルまでなら（笑）。

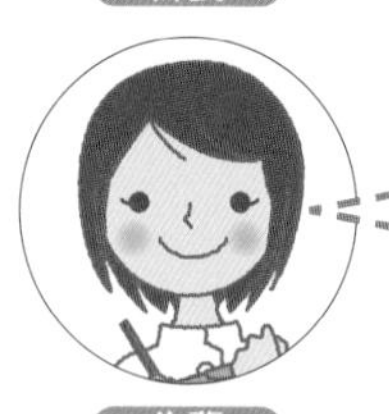

先輩

どっちみち会話しなきゃならないとなると、ちょっと無理かも……。

私たち日本人は、中学校あるいは小学校のころから、長い期間英語を学んでいるにもかかわらず、実際の英会話に対して拒否反応を示す人が多いようです。それは日本の英語教育の方法が「読む・書く」から始まり、そこに重点を置いているからで、「聞く・話す」は二の次になってしまっていることが、大きな原因の1つであると考えられます。

本来、言語というものは会話から習得するものです。私たちが日本語を習得したのも、生まれたときから日本語を聞き、親しんできたからですよね。そう考えると、言語というのは耳から入ってくるものだということができます。

ですが、日本の英語教育はその逆の、読み書きから学ぶ流れが主流となっているため、人間の生理に合った学習方法であるとはいえません。それに加えて、英語は学校で習う教科であり、「勉強」であるという点が、苦手意識に拍車をかけているといえます。日本語ですらほとんど学んでいない文法から学ぶ必要があったり、親しみのないスペルを覚えたりと、テストのために義務感で習得するものという意識が強いため、好きか嫌いかと言われれば、嫌いと答える人が多いのかもしれません。

そういった、学生時代の苦手意識が尾を引いていて、大人になった今でも英会話に対して拒否反応を示してしまうという人は、日本にはとても多いということができるでしょう。

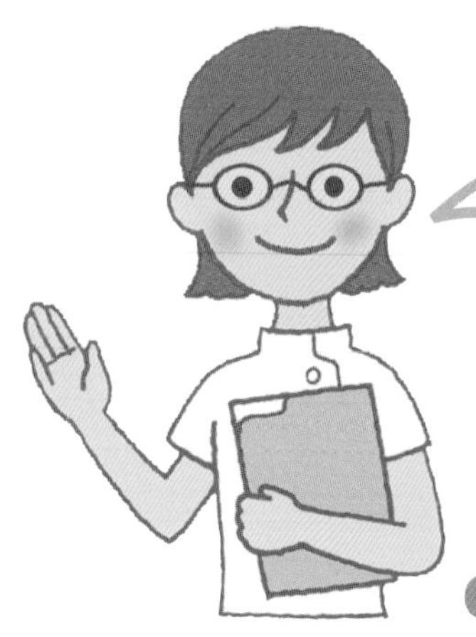

英語は学校の教科ではなく、コミュニケーションのためのツールです。難しいことはあまり気にせず、伝えるために使うものだというふうに考えてみましょう。

師長

英語アレルギーを克服しよう

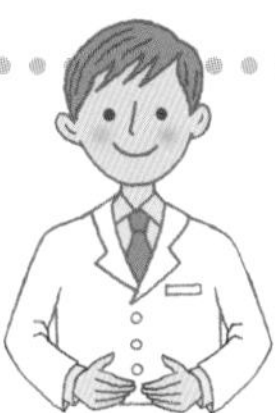

英語が苦手な学生時代を過ごした人でも、英語に対する意識を変えることができます。ここでは、英語アレルギーのナースたちの会話を通して、そのきっかけをつかんでみましょう。

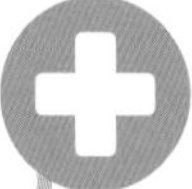

日本語の次によくできる言語は、英語です

さて、ここからの会話にはベテランナースさんが参加します。

ベテランナースさんが発した思いがけないひと言は、英語の苦手なナースたちの意識を変えることができるのでしょうか。

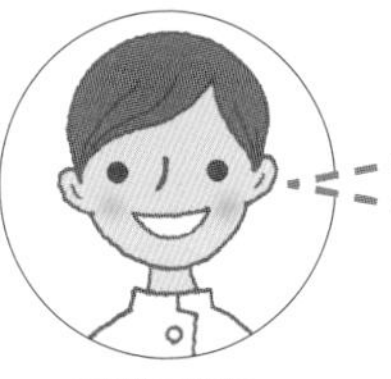

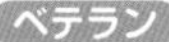

外国人の患者さん？
英語が通じるなら誰でも話せると思うけど。

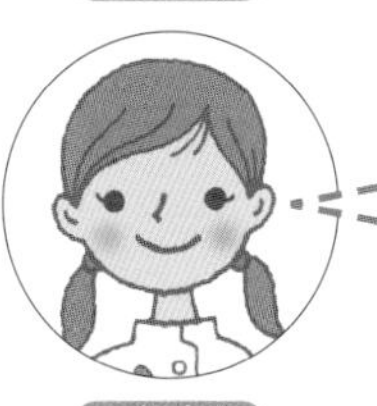

えー、先輩ったら大胆発言！
英語得意なんですか？

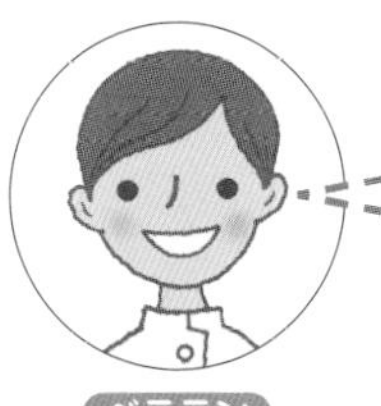

別に得意ってわけじゃないけど、中国語とかイタリア語とかより通じると思わない？　普段、英語で書かれたカルテとか読んでるんだし……。

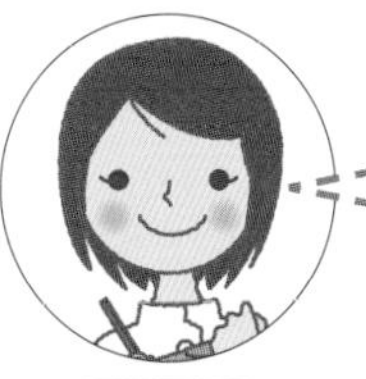

そりゃそうだけど、読めても話せないし。何より患者さんの訴えが聞き取れないと困りますよね？

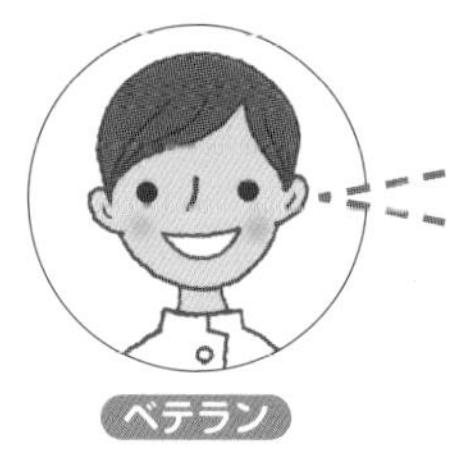

同じ人間同士なんだから、言葉が不完全だって理解できるんじゃないかな？　いざとなったら単語を書いて、指さして読んでもらうとか、いくらでも手はあるんじゃない？

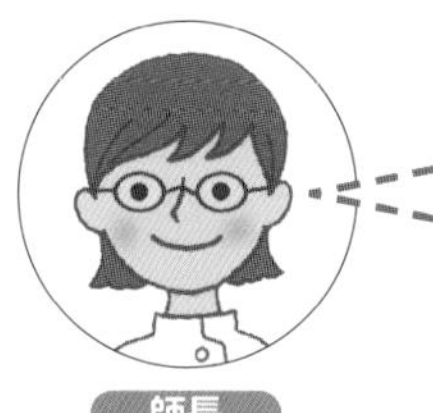

なるほど……　そう言われてみればそうかもね。人間同士だし、文化の違いはあっても、ある程度のことは共通してるはずだしね。

「英語は難しいもの」「外国人と接するのは怖いもの」という先入観がありませんか？　日本に滞在している外国人は、多くの方が日本が好きか興味があって訪れているわけです。日本語が理解できなくても、日本人の持つホスピタリティ、「おもてなしの心」があれば、決して怖いことはありません。

「英語は難しい、苦手」という気持ちが、自分の英語アレルギーに拍車をかけているとしたら？「自分は英語が話せない、嫌い」という思いが、英語を学ぶ足かせになっているとしたら？

「英語は難しくない、楽しいもの」という考えにマインドセットを変えれば、もっと気軽に外国人患者さんへの対応ができるようになりますし、街で出会う外国人の方ともコミュニケーションが取れるようになることでしょう。

さあ、英語アレルギーを克服して、今までの「英語が苦手」な自分を変えましょう！

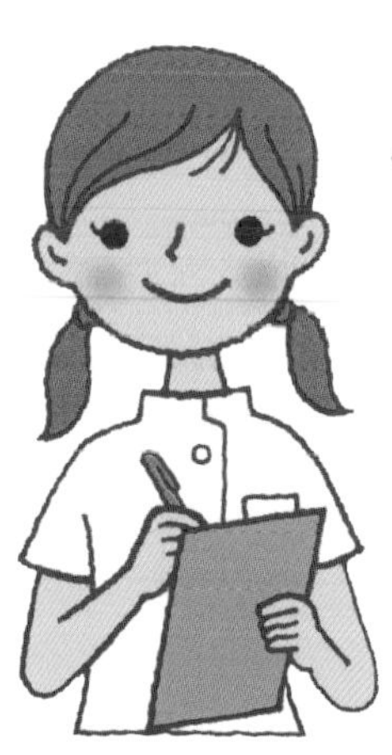

確かに英語って昔から親しんできた言葉だし、医療用語も英語のものが多いですよね。

コミュニケーションのツールとして言葉を考えるのであれば、通じるための方法は話す以外にもあるということですね！

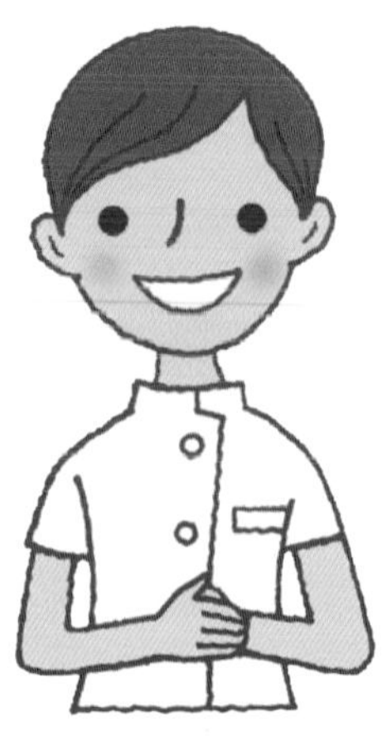

通じればOK！の気持ちで挑戦しよう

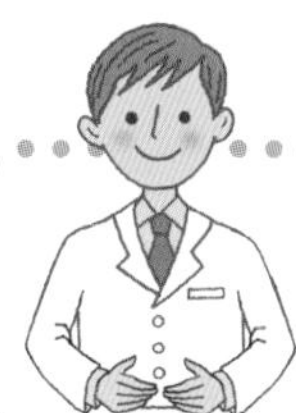

苦手だという意識が強くあると、英語とは仲よくなれません。でも少しのきっかけさえあれば変わることができるのです。

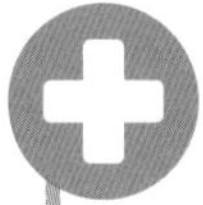

コミュニケーションの基本とは？

ベテランナースさんの言葉を聞いて、少しずつナースたちの心境に変化が表れ始めたようです。

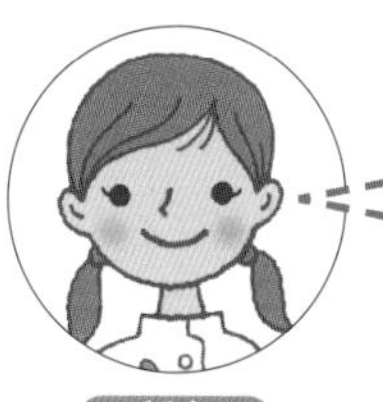

新人

そうかぁ……　単語を書いて指さす方法なら、なんとかなるかもしれません。

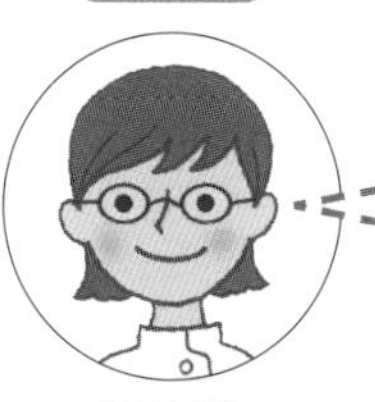

師長

そうね。付き添いの人などの英語ができる誰かに頼ってばかりはいられないこともあるわね。

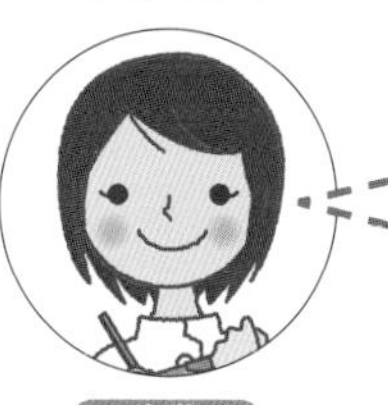

先輩

要は通じればいいんですよね。イラストや写真を見せながら単語をつないで説明するだけでも、こちらの意図することは通じるかも！

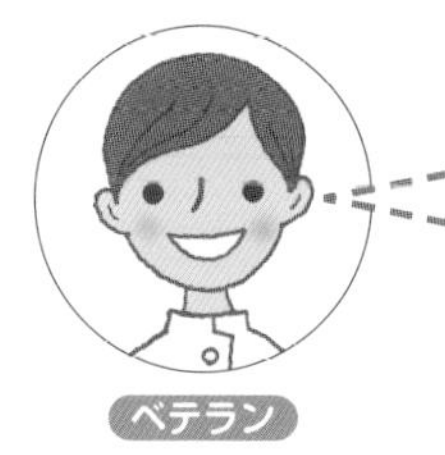

カンペキな英語を話そうとするから怖いと思うんじゃない？　コミュニケーションエラーが発生しない程度に相手にこちらの言いたいことが通じれば、あとは私たちがミスにつながらないように気をつければいいと思うんだけど。それでもやっぱり外国人の患者対応は難しいと思う？

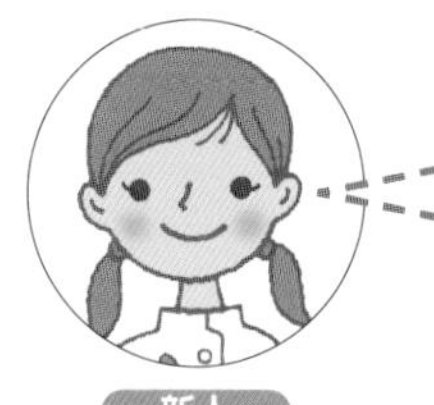

やってみないとなんとも言えないですけど、でも、なんだかできそうな気がしてきました！

コミュニケーションは言葉だけで成り立つわけではありません。さまざまな要素が組み合わさって、私たち人間はコミュニケーションを取っています。

英語のスキルはある程度必要ですが、文法などを多少間違えていても意図が正しく伝わり、エラーが発生しなければ問題ないというふうに考えてみましょう。

その場の状況や声のトーン、身振りや表情などに注意を払えば、言いたいことを相手も理解できることが多いものです。

そう考えてみると、ちゃんとした英語が話せなくても、通じるように心を配ればいいんだという気持ちになってくるのがわかるでしょう。

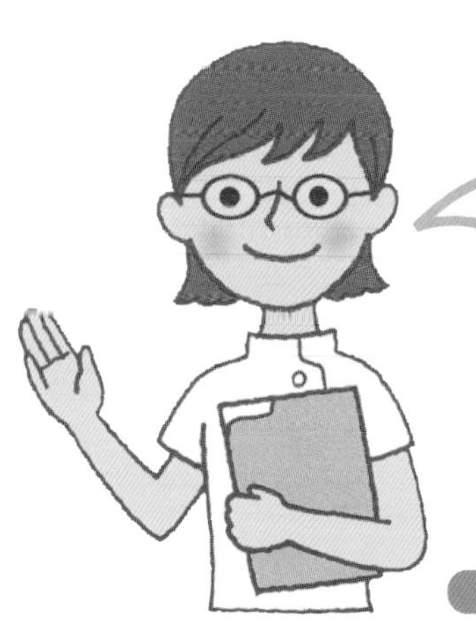

英語が話せなくてもコミュニケーションが取れるような工夫をしておくと、いざというときに焦らず済みますね。

話すより、まずは耳と度胸を鍛えよう

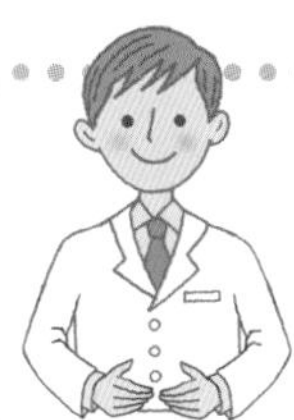

英語を話せるようになることも大切ですが、会話には「話す」だけでなく「聴く」ことも必要です。どうやって聴く能力を高めるのか、その方法についてみていきましょう。

聴く力と話す度胸を鍛えるために

英語に対する心理的なブロックが少しずつ外れ始めてきたナースたち。英語対応が必要な患者さんを受け入れる勇気が湧いてきたようです。

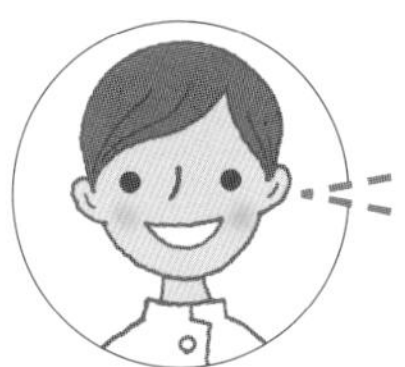

ちゃんとした英語で話そうと意気込む必要がないっていうこと、わかってくれた？

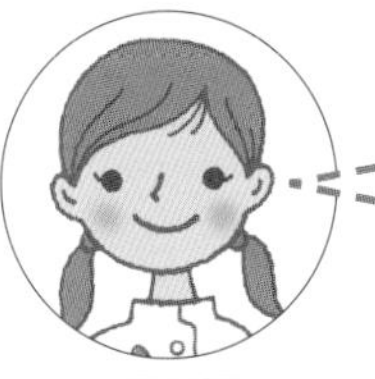

はい、なんだか気持ちがラクになりました。私たちの接し方次第ってことですよね！

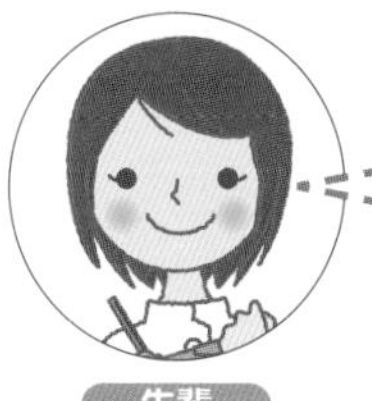

そうは言っても、やっぱり患者さんがなんて言っているのか聞き取れなかったときとか、どうしようとか思っちゃうよね。

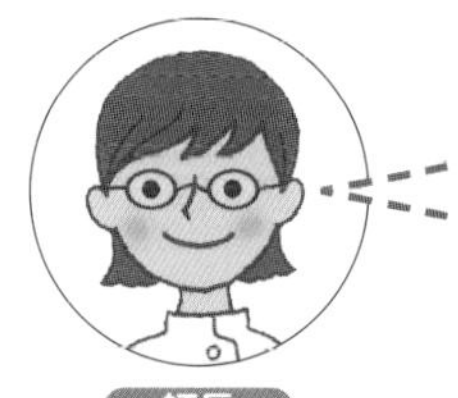

確かにそうよね。訴えを聞き取ることができなければ、ちゃんとした対応ができないわけだし。

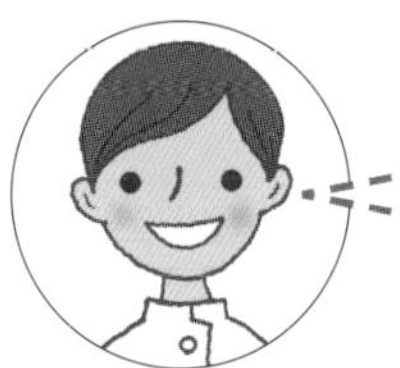

聞き取ることは大切だから、耳は鍛えたいね。正しく話すより、まずは聞き取る力をつける。

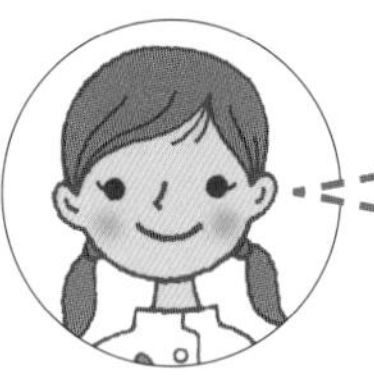

そのためにはどうしたらいいんですか？

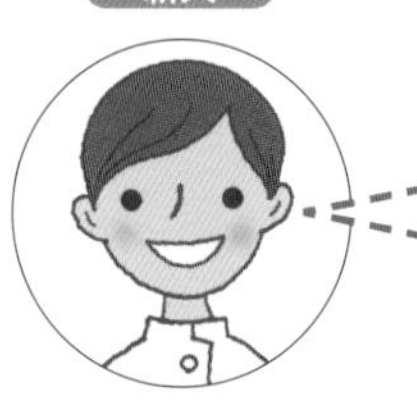

私は字幕で洋画を観るようにしてるの。そうすると意味や言い回しがわかるようになるのよ。

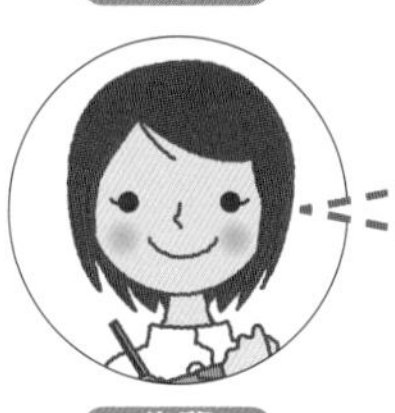

私は音楽が好きだから、洋楽を聴いたり歌ったりして、意味や発音を勉強しようかな。

単語やフレーズを書いて示すことはできても、患者さんの言っていることが聞き取れないと先には進めません。まずは「話す」ということよりも、「聞く」力をつけることをおすすめします。

世の中には思いのほか英語があふれているものです。ベテランナースさんのように洋画を字幕付きで観るというのはとてもおすすめです。映像で状況がわかりますし、字幕と照らし合わせ英語のセリフの意味を理解することができます。今では動画配信なども盛んですので、活用してみるといいでしょう。

また、話すためには度胸が必要です。聞くことにある程度慣れてくると、相手の意図が理解できるようになるため、話す勇気も湧いてきます。外国人観光客が街なかで行き先がわからず困っているときなど、思い切って話しかけてみるというのも英語に触れるための ひとつの手です。

ちゃんと話せなくても大丈夫。助けてあげようとしたことは相手に伝わりますし、もしもうまくいって感謝されたとしたら、それだけでも自信につながります。

日ごろから積極的に日常の中にある英語に触れるよう心がけてみましょう。

英語を話す患者さんがやってきたら…

この章では、英語で外来患者の対応を行うときの
想定されるやり取りについてみていきましょう。

窓口での対応

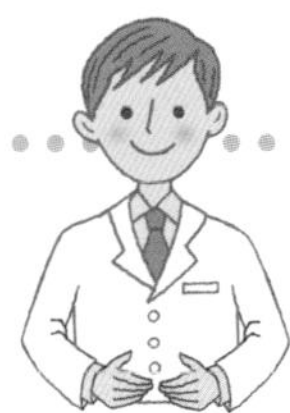

外来患者さんが来院された際に想定される、窓口での対応についてみていきましょう。

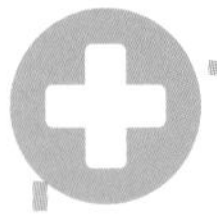

受付にて

受付で使用されることの多い主なフレーズです。

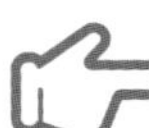

- おはようございます。／こんにちは。
  Good morning. ／ Good afternoon.

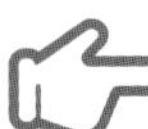

- 今日はどうなさいましたか？
  What is the problem?

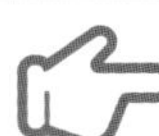

- 当院には初めて受診されますか？
  Is this your first visit to this hospital (clinic)?

- 診察券はお持ちですか？
  Do you have the hospital card (patient ID card)?

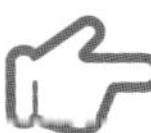

- 保険証はお持ちですか？
  Do you have medical insurance card?

- ご予約はされていますか？
  Did you make an appointment to see a doctor?

- この用紙（問診表など）に記入をお願いします。
  Please fill out this form.

- 紹介状をお持ちですか？
  Do you have a letter from another doctor?

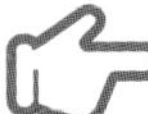

- おかけになってお待ちください。
  Please have a seat for a while.

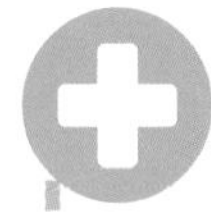

会話例（受付にて）

受付におけるやり取りの一例です。

スタッフ **Good morning.／Good afternoon.**
おはようございます。／こんにちは。
What is the problem?
どうなさいましたか？

患者 **Well, I'd like to see a doctor.**
受診したいのですが。

スタッフ **Did you make an appointment to see a doctor?**
ご予約はされていますか？

患者 **No, I didin't.**
いいえ、していません。

スタッフ **It's OK. Is this your first visit to this hospital (clinic)?**
大丈夫です。この病院（クリニック）は初めてですか？

患者 **Yes.**
はい。

スタッフ **Do you have medical insurance card?**
保険証はお持ちですか？

患者 **Yes. Here it is.**
はい。これです。

スタッフ **Thank you.**
ありがとうございます。
Please fill out this questionnaire.
では、こちらの問診票にご記入願います。

患者 **OK. ……Here you are.**
はい。　……書けました。

スタッフ **Thank you.**
ありがとうございます。
Please have a seat for a while.
おかけになってお待ちください。

あいさつは「**Hello.**」でもいいのですが、より丁寧な接遇を心がける場合、午前中であれば「**Good morning.**」を、午後であれば「**Good afternoon.**」を使います。
問診表の記入など、何かをお願いする場合、文頭を「**Please**」から始めるよりも「**Could you**」で始めたほうがより丁寧です。
例）Please fill out this form. ➡ **Could you fill out this form?**

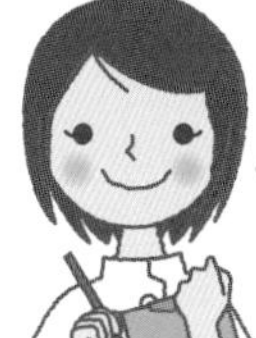

問診表は英語のものを準備しておけば安心ね。

希望する診療科や症状を書いておいて、丸をつけてもらう形式だとわかりやすいかも！

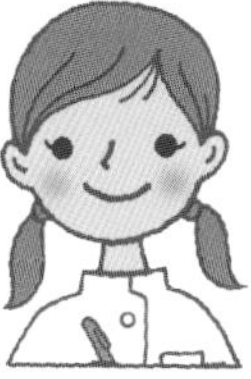

トリアージ（症状を聞く・必要な診療科を決める）場面での対応

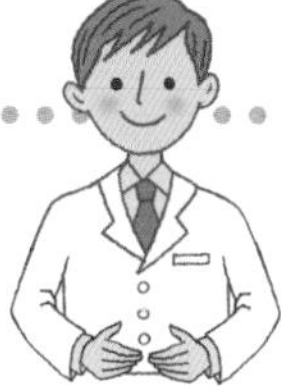

患者さんの症状から、どの診療科を受診していただくかをトリアージする際のやり取りについてみていきましょう。

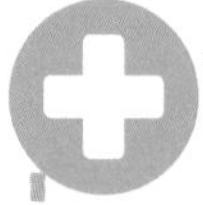

トリアージの場面にて

トリアージの場面で使用される主なフレーズです。

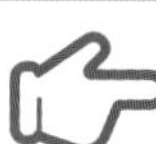

- 希望する診療科はありますか？
Which department do you need?

- どんな症状がありますか？
What is the main symptom you have?
Please tell me the symptoms you have?

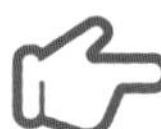

- 頭痛がしますか？／腹痛がしますか？
Do you have a headache? ／ Do you have a stomachache?

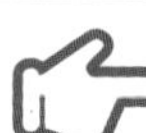

- 吐き気がしますか？
Do you feel nauseous?

- 熱がありますか？
Do you have a fever?

- ほかに症状はありますか？
Do you have any other symptoms?

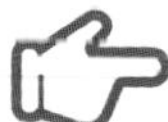

- 歩けますか？　車いすをお持ちしましょうか？
Can you walk?　Is it better to use a wheelchair?

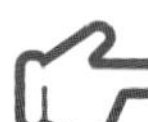

- 痛いのはどこですか？
Where does it hurt?

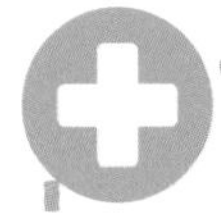

会話例（トリアージの場面にて）

トリアージの場面におけるやり取りの一例です。

スタッフ **Good morning, Ms. Tyler.**
おはようございます、タイラーさん。
Please tell me the symptoms you have?
どのような症状がありますか？

患者 **I have a headache from last night.**
昨夜から頭が痛みます。

スタッフ **Do you have any other symptoms?**
他に何か症状はありますか？

患者 **I also feel dizziness.**
めまいもします。

スタッフ **How about nauseous?**
吐き気はどうですか？

患者 **Ummm……. Not really.**
えーと……　そうでもないです。

スタッフ **Alright.**
承知しました。
I guess you need to see a doctor of neurosurgery. Is it OK?
脳神経外科を受診されるとよいと思いますが、よろしいですか？

患者 **Yes.**
はい。

スタッフ **Is there any other department you need?**
他にかかりたい診療科はありますか？

患者 **I think not.**
ありません。

スタッフ **OK.**
わかりました。
Please take this file to the sign number 5 for the neurosurgery.
このファイルを5番の脳神経外科に提出してください。
And have a seat and wait for a while.
そこでおかけになってお待ちください。

患者 **I understand.**
わかりました。

痛み（名詞）：**pain** ／ 痛む（動詞）：**hurt**
「痛みがありますか？」と聞くときは、「**Do you have any pain?**」となります。
stomachache：腹痛　➡本来は胃痛という意味ですが、腹痛全般の意味にもなります。

診療の補助・検査・点滴・治療についての説明とやりとり取り

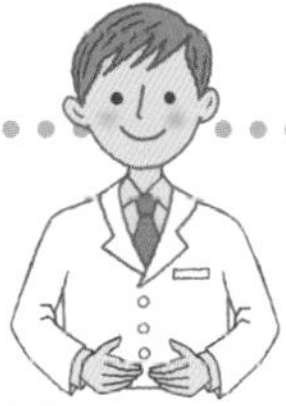

受付とトリアージが済むと、いよいよ診察へと進みます。
ここでは診察と検査、点滴や処置などの際のやり取りをみていきましょう。

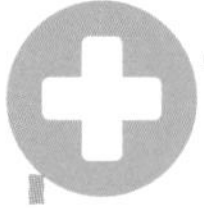

診療の補助

外来診療時に使用される主なフレーズです。

- 診察室２番にお入りください。

Please enter the room No. 2.

- 体温を測ってください。

Please take your temperature.

- 血圧を測ります。

Please let me take your blood pressure.

- 楽にしてください。

Please be relaxed.

- 胸の音を聴きますので、シャツの裾をめくってください。

To check your breathing sound, please lift up your shirt.

- 次は背中から聴きますので、後ろを向いてください。

Next, please turn around for the doctor to listen from your back.

- 終わりましたので、衣類を整えてください。

Your examination is finished. Please adjust your clothes.

部屋の中から呼ぶ場合：**Please come in.**
部屋の前から呼ぶ場合：**Please enter the room.**
患者のそばまで来た場合：**Please go to the room 3.**
have a look ／ **take a look**：診察する／見せてもらう

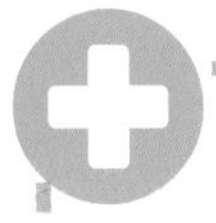

会話例（診療の補助）

外来診療におけるやり取りの一例です。

看護師 **Ms. Brown, please enter the room No. 2. ／ Please come in.**
ブラウンさん、診察室2番にお入りください。 ／ どうぞお入りください。

患者 **Hello.**
こんにちは。

看護師 **Before the doctor's visit, please take your body temperature.**
先生が来る前に、体温を測ってください。

患者 **OK. ……It seems finished.**
承知しました。……終わったみたいです。

看護師 **Let me see. ……It's 36.3℃ (Thirty-six point three degrees).**
では、お見せください。……36.3℃です。

患者 **Sounds good.**
いいですね。

看護師 **Yes, it does.**
ですね。
Next, we are going to take your blood pressure.
次に、血圧を測ります。
Please roll up your sleeve. ……Thank you.
袖をめくり上げてください。……ありがとうございます。
Please relax.
楽にしていてくださいね。
126 over 88. Good numbers.
126の88。いい数値です。

患者 **That's good.**
よかったです。

医師 **Hello, Ms. Brown. I am Dr. Takahashi.**
ブラウンさんこんにちは。医師の高橋です。
Let's have a look at you.
拝見させていただきますね。

患者 **Hello.**
こんにちは。

医師 **To check your breathing sound, please lift up your shirt.**
胸の音を聞くので、シャツをたくし上げていただけますか？

患者 **OK. ……Like this?**
はい。……こうですか？

看護師 **Let me help you.**
お手伝いしますね。

医師 **Next, please turn around for me to listen from your back.**
次は背中の音を聞きますので、後ろを向いてください。

看護師 **Your examination is finished. Please adjust your clothes.**
終わりました。服を整えて結構です。

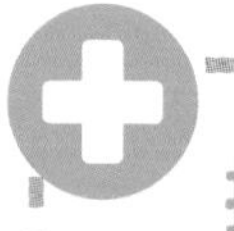

採血

採血のときに使用される主なフレーズです。

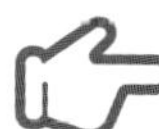

●採血をしますので、袖をまくって腕を出してください。
We are going to take a blood sample, please roll up your sleeve.

●アルコール綿でかぶれたりしたことはありませんか？
Have you ever had skin trouble with alcohol wipes?

●親指を中にして、手を握ってください。
With your thumb inside, please make a fist.

●消毒しますので、少し冷たいです。
I'm going to sterilize the area, so it might be cold a little.

●少しチクッとします。
It may sting a little.

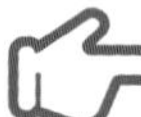

●終わりました。楽にしてください。
We've finished. Please be relaxed.

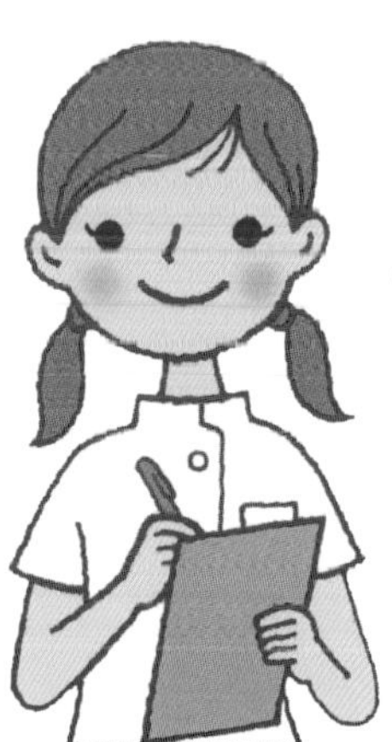

「Please be relaxed（楽にしてください）」
は、いろいろな場面で使えそうですね！

新人

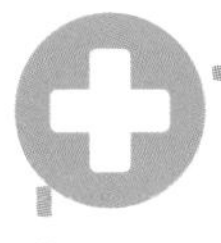

会話例（採血）

採血時におけるやり取りの一例です。

スタッフ **Ms. Tyler, we are going to take a blood sample.**
タイラーさん、これから採血をしますね。
Please roll up your sleeve.
袖をまくっていただいていいですか？

患者 **Yes. I'm done.**
はい。こうですか？

スタッフ **Thank you.**
ありがとうございます。
Have you ever had skin trouble with alcohol wipes?
アルコール綿でかぶれたことはありますか？

患者 **No, I haven't.**
ありません。

スタッフ **OK. With your thumb inside, please make a fist.**
結構です。親指を中にして、手を握ってください。
I'm going to sterilize the area, so it might be cold a little.
消毒しますので、少し冷たいです。
It may sting a little.
少しチクッとしますね。
We've finished. Please be relaxed.
終わりました。楽にしてください。

take a blood sample：採血する　**trouble with～**：～に問題がある
alcohol wipes：アルコール綿　**make a fist**：手を握る／拳を作る
sterilize：消毒する

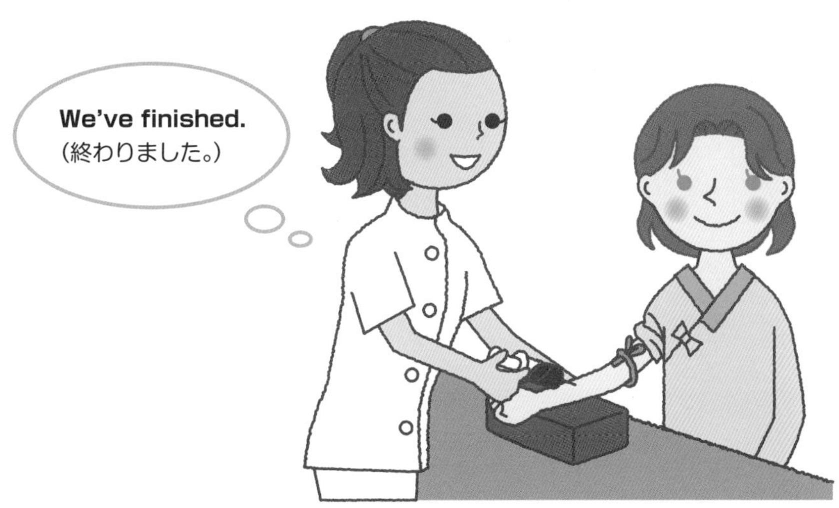

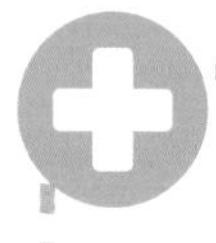

尿検査

尿検査の説明時に使用される主なフレーズです。

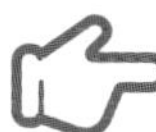

●尿を調べますので、この紙コップに尿を採ってください。
You were told to have a urine test, please take some urine in this cup.

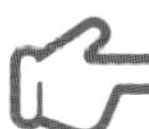

●最初のほうは少し便器に流して、中間尿をコップ半分ほど採ってください。
At first, urinate a little into the toilet. Then fill the cup half-full.

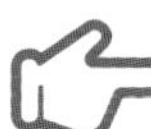

●終わったらトイレの小窓のところに置いておいてください。
Please leave the cup beside the small window in the restroom.

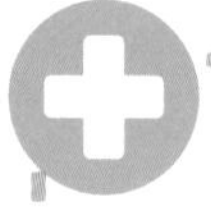

会話例（尿検査）

尿検査の説明時におけるやり取りの一例です。

スタッフ **Mr.Smith, you were told to have a urine test, please take some urine in this cup.**
スミスさん、尿検査の指示が出ていますので、この紙コップに尿を採ってください。

患者 **All right.**
わかりました。

スタッフ **Do you think you can go now?**
今出そうですか？

患者 **Maybe I can.**
たぶん大丈夫です。

スタッフ **That's good.**
結構です。
At first, urinate a little into the toilet. Then fill the cup half-full.
最初はトイレに少し出して、中間尿をコップに半分くらい採ってください。
After that, please leave the cup beside the small window in the restroom.
終わりましたら、トイレの中の小窓のところに置いておいてくださって結構です。

患者 **I understand.**
承知しました。

urine：尿
urine test：尿検査
urinate：排尿する
half-full：半分

column

英語であいづちを打つときの表現

あいづちというのは、会話をスムーズに進めるためになくてはならないものです。私たちは普段患者さんと話しているとき、さまざまな形であいづちを打っていますが、これは「あなたの話を理解していますよ」という意思表示にもなります。

英語で話すときに便利なあいづちの表現について、いくつか挙げておきますので参考にしてみてください。

I see.	なるほど。 そうなんですね。
Right.	そうですね。
Exactly.	そのとおりです。
Absolutely.	そのとおりです。
Certainly.	確かに。 もちろん。
No way.	ご冗談を。

OK.	はい。 わかりました。
That's good.	それはよかった。 結構です。
All right.	いいですよ。
I understand.	わかりました。

あいづちを上手く打てると会話が弾んで、患者さんとの距離も縮まるような気がしますね！
先輩

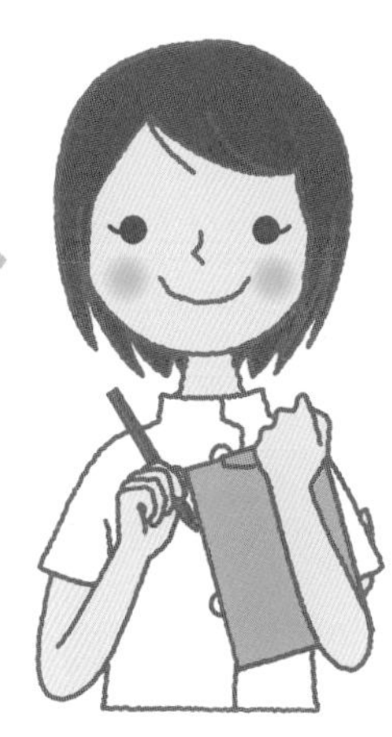

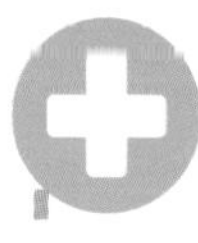

心電図検査

心電図を取るときに使用される主なフレーズです。

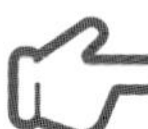

●心臓の動きを調べるために、心電図を取ります。
To check your heart condition, we are going to do an ECG.

●ベッドに横になってください。
Please lie down on the bed.

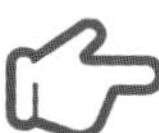

●ブラジャーを外して、靴下を脱いでください。
Please remove your bra and socks.

●クリームを塗ってから電極をつけます。少し冷たいです。
I'm going to apply some cream and electrodes. It might be a bit cold.

●今から計測しますので、身体の力を抜いて楽にしていてください。
We are going to start the exam. Please relax.

●終わりましたので、衣類を整えてください。
We're finished. Please put on your clothes.

▼**do an ECG**：心電図を取る

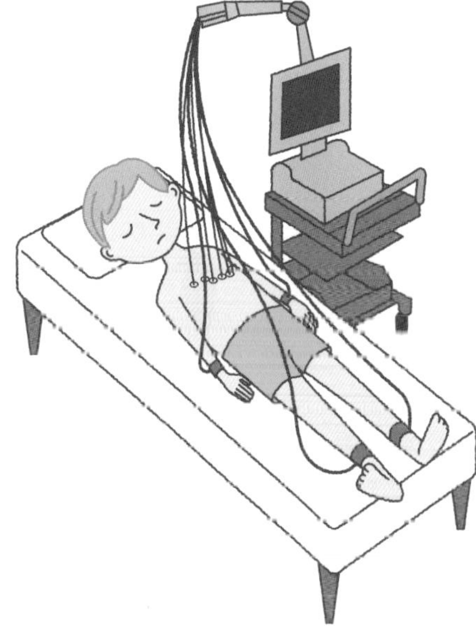

I did an ECG. It wasn't painful at all.
(心電図を取ったけど、全然苦痛じゃなかったよ。)

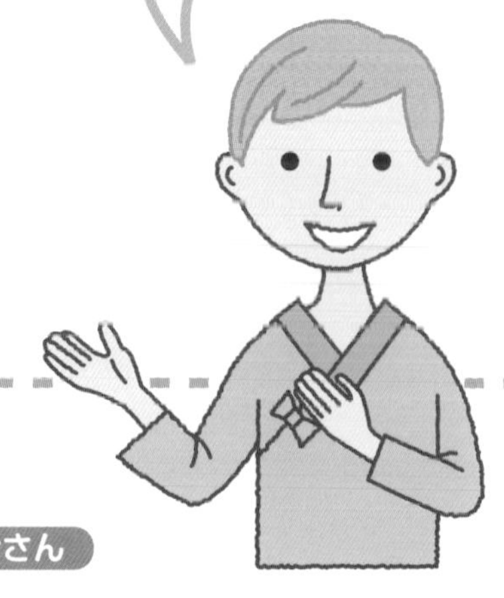

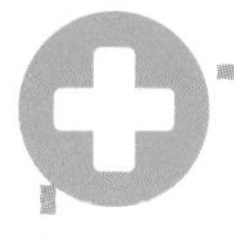

会話例（心電図検査）

心電図を取るときのやり取りの一例です。

スタッフ **To check your heart condition, we are going to do an ECG.**
心臓の状態を調べるために、心電図を取りますね。

患者 **ECG?　What is it?**
心電図？　どんな検査ですか？

スタッフ **To see the electric activity of the heart, we put some electrodes on your chest, wrists, and ankles. This is painless.**
心臓の電気活動を調べるために、胸や手首、足首に電極をつける検査です。痛くはありません。

患者 **That's good.**
それはよかった。

スタッフ **Could you remove your bra and socks, please?**
ブラジャーを外して靴下を脱いでいただけますか？

患者 **I've done.**
できました。

スタッフ **Thank you. Then, please lie down here.**
ありがとうございます。では横になってください。
I'm going to apply some cream and electrodes. It might be a bit cold.
クリームを塗って電極をつけていきます。少し冷たいかもしれません。

患者 **It's OK.**
大丈夫です。

スタッフ **We are going to start the exam. Please relax.**
それでは検査を始めますので、楽にしていてくださいね。
We're finished. Please put on your clothes.
終わりました。服を着て結構です。

心電図はelectrocardiogramですが、略して**ECG**と呼ばれます。
lie down：横になる
electrodes：電極
bra：ブラジャー
put on：着る、身につける

ECGは「イー・シー・ジー」と読み、始まりが母音なので「**an** ECG」となります。

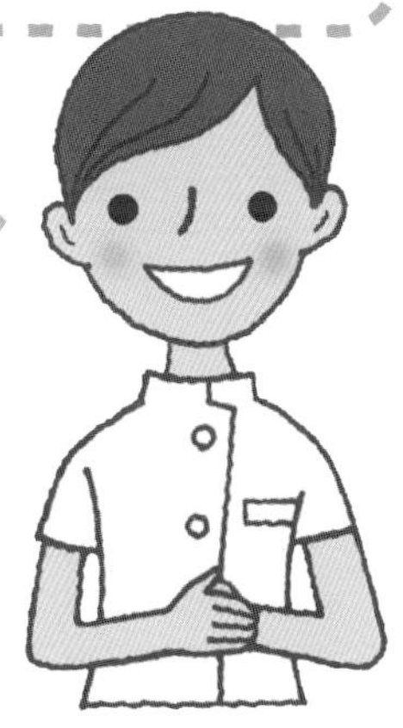

ベテラン

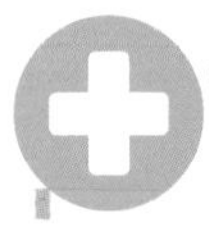

胸部レントゲン

胸部レントゲンを撮影する際に使用される主なフレーズです。

●これから胸のレントゲンを撮ります。
We are going to take an X-ray picture of your chest.

●上半身の衣類は全部脱いで、こちらの検査着を着てください。ネックレスは外してください。
Please take off your clothes from the waist up, and change into this gown. Please remove your necklace.

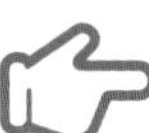

●髪の毛をこのヘアゴムを使ってまとめ上げていただけますか。
Could you put your hair up with this rubber band?

●顎をここに乗せて、板に胸をぴったりくっつけてください。
Put your chin here and press your chest against this panel, please.

●肩の力を抜いて楽にしてください。
Please relax your shoulders.

●大きく息を吸って、そこで止めます。
Take a deep breath please, and hold it.

●終わりです。楽にしていてください。
OK, it's finished. Please relax.

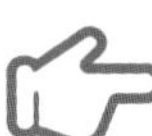

●ちゃんと撮れているか確認しますので、少々そのままお待ちください。
I'll check whether the picture is OK or not, please stay here for a while.

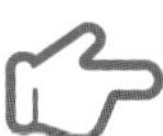

●着替えていただいて結構です。お疲れさまでした。
Now please change back into your clothes. Thank you.

take off one's clothes：服を脱ぐ
from the waist up：腰から上、上半身
change into～：～に着替える

Would you mind if～ という問いかけは、「～していただいてもいいですか？」という意味で、直訳すると「～したら気に障りますか？」ということになります。
ですので、答えは「**No, I don't**（いいえ、気にしません）」、すなわち「～しても構いません」となります。33ページの例では、「髪をまとめ上げることをお願いしたら気に障りますか？」と聞いているので、「いいえ、気にしません」、つまり「髪をまとめます」ということになります。
Noという否定語を使用した返答なので、少しややこしいですね。

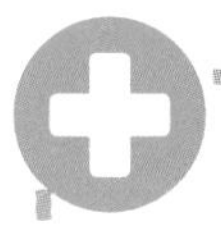

会話例（胸部レントゲン）

胸部レントゲンの撮影時におけるやり取りの一例です。

スタッフ **Ms. Rodgers, we are going to take an X-ray picture of your chest. Please come in.**
ロジャースさん、これから胸のレントゲンを撮ります。お入りください。

患者 **Yes.**
はい。

スタッフ **First, please take off your clothes from the waist up, and change into this gown. Please remove your necklace.**
まず、上半身を脱いで検査衣に着替えてください。ネックレスがあれば外してください。

患者 **OK.**
わかりました。

スタッフ **Your hair is quite long. Would you mind if I asked you to put your hair up with this rubber band?**
髪が長いですね。このヘアゴムを使ってまとめ上げていただいてもいいですか？

患者 **No, I don't. Like this?**
もちろんです。こうですか？

スタッフ **Perfect.**
結構です。
Put your chin here and press your chest against this panel, please.
顎をここに乗せて、胸をくっつけてください。
Please relax your shoulders.
肩の力を抜いてください。
Take a deep breath please, and hold it.
大きく息を吸って、止めてください。
OK, it's finished. Please relax.
終わりました。楽にしてください。

患者 **Thank you.**
ありがとうございました。

スタッフ **I'll check whether the picture is OK or not, please stay for a while.**
ちゃんと撮れているか確認しますので、少々そのままお待ちください。

患者 **Here?**
ここでですか？

スタッフ **Yes. Just a second.**
はい。すぐ終わります。
We've got a great one.
いい写真が撮れました。
Now please change back into your clothes. Thank you.
お着替えしていただいて結構です。お疲れさまでした。

患者 **Thank you.**
ありがとうございました。

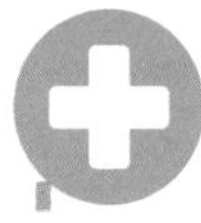

造影CT

造影CT撮影の際に使用される主なフレーズです。

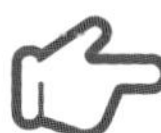

●これから造影剤を使ってCTを撮ります。
We are going to have a CT scan using contrast material.

●今まで造影剤を使ったことがありますか。
Have you ever had an examination using contrast material?

●造影剤で気分が悪くなったことはありますか。
Have you ever felt sick by using contrast material?

●造影剤が入ると熱く感じることがありますが、これは異常ではありません。
You may feel hot after the injection, but no need to worry.

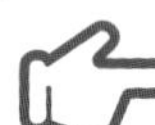

●おかしいと思ったら、すぐにお知らせください。
If you feel sick, please tell us immediately.

●検査中は台が動きます。息を止めてください、動かないでくださいと指示があったら、そのとおりにしてください。
The table is moving into the dome. When I ask you "Hold your breath" or "Do not move", please follow it.

●終わりました。それでは着替えてください。
We are finished. Please change back into your clothes.

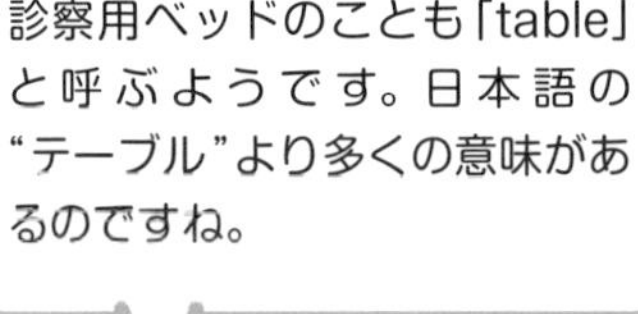

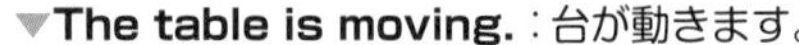

▼**The table is moving.**：台が動きます。

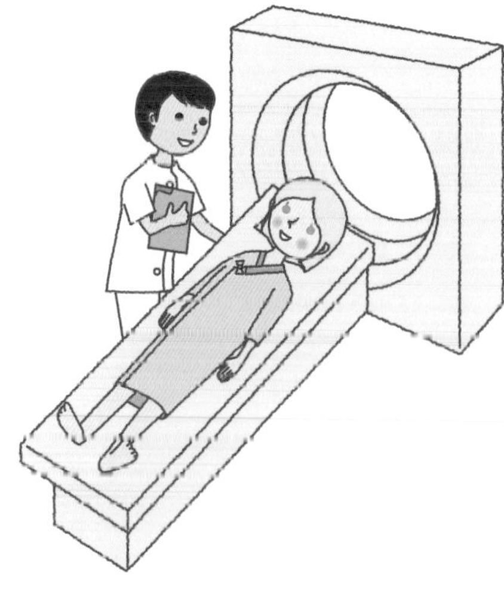

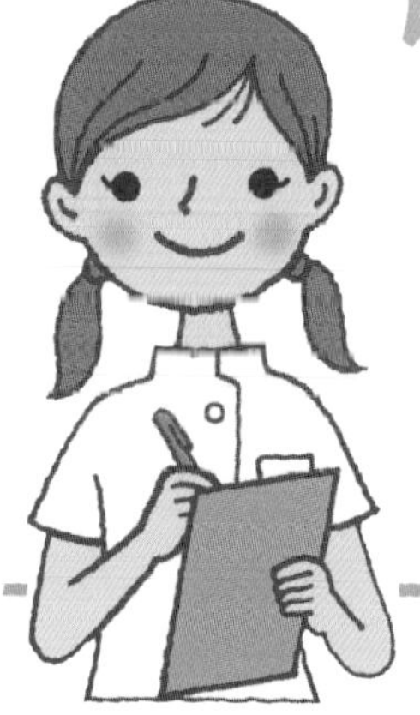

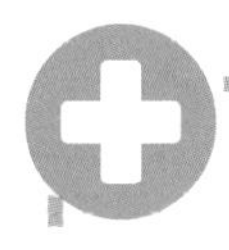

会話例（造影CT）

造影CT撮影時におけるやり取りの一例です。

スタッフ **Ms. Tyler, we are going to have a CT scan using contrast material.**
タイラーさん、これから造影CTを撮影します。

患者 **OK.**
はい。

スタッフ **Have you ever had an examination using contrast material?**
今まで造影剤を使った検査を受けたことがありますか？

患者 **I think yes.**
あると思います。

スタッフ **Did you feel sick by using contrast material?**
そのとき気分が悪くなりましたか？

患者 **No.**
いいえ。

スタッフ **That's fine. You may feel hot after the injection, but no need to worry.**
結構です。造影剤を注射すると熱く感じるかもしれませんが、心配いりません。
If you feel sick, please tell us immediately.
もしも気分が悪くなったら、すぐに知らせてください。

患者 **I understand.**
わかりました。

スタッフ **The table is moving into the dome. When I ask you “Hold your breath” or “Do not move”, please follow it.**
検査中は台が動きます。私が“息を止めてください”とか、“動かないでください”と言ったら、そのとおりにしてください。

患者 **OK.**
わかりました。

スタッフ **Now, let's start.**
では始めましょう。

●検査終了後

スタッフ **We are finished. Please change back into your clothes.**
終わりました。元の服に着替えていただいて結構です。

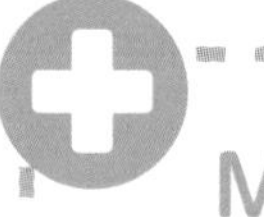

MRI

MRI撮影時に使用される主なフレーズです。

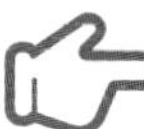

- これからMRIの検査をします。これまでに受けたことはありますか？
  We are going to have MRI. Have you ever had before?

- MRI室の中には、金属類は持ち込むことができません。
  Please make sure you can't take any metallic materials into the MRI room.

- 体内にペースメーカーなどの金属類が埋め込まれていませんか？
  Do you have any metallic devices such as pacemakers?

- 時間が40分くらいかかります。狭いところに長時間入るのと、大きな音がしますが、狭いところや騒音が苦手ということはありませんか？
  It will take about 40 minutes. The dome is so narrow and quite noisy. Are you alright to stay in narrow place and hear loud sound?

- 頭をこちら側にして横になってください。
  Please lie down with your head this way.

- 終わりました。それでは着替えてください。
  We are finished. Please change back into your clothes.

please make sure ～：～するのを忘れないでください、必ず～してください
such as ～：～のような
　➡ **such as pacemaker**：ペースメーカーのような
it will take about～：だいたい～くらいかかります
　➡ **it will take about 2 weeks.**：およそ2週間くらいかかります。

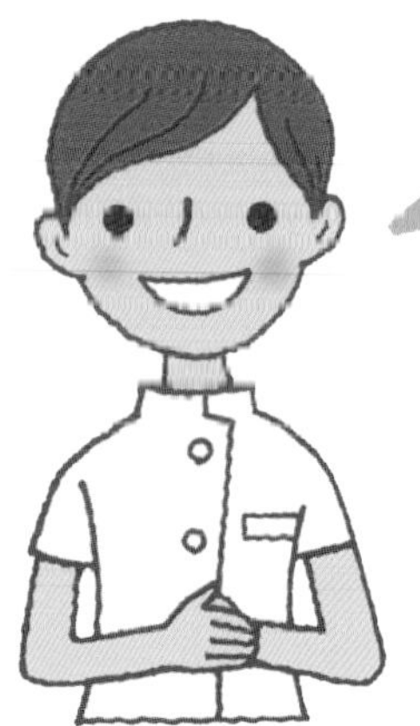

「sure」という言葉は、単体で使われると「確信する」「確かである」という意味ですが、「make sure」というフレーズになると「必ず～する」という意味になります。

ベテラン

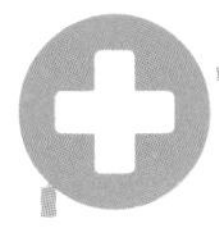

会話例（MRI）

MRI撮影時におけるやり取りの一例です。

スタッフ　**Mr. Jones, we are going to have MRI. Have you ever had before?**
ジョーンズさん、MRIの検査をします。今まで受けたことはありますか。

患者　**No, I haven't.**
ありません。

スタッフ　**This exam is by using magnetism.**
この検査は磁石の力を使って行うものです。
So please make sure you can't take any metallic materials or magnetic cards into the MRI room.
ですから、MRI室の中には金属製のものや磁気カードなどは持ち込めませんので十分お気をつけください。

患者　**I understand.**
わかりました。

スタッフ　**Do you have any metallic devices such as pacemakers?**
ペースメーカーのような金属類が体内に埋め込まれたりしていませんか？

患者　**No.**
ありません。

スタッフ　**OK. It will take about 40 minutes. The dome is so narrow and quite noisy. Are you alright to stay in narrow place and hear loud sound?**
結構です。検査は40分程度かかります。MRIの中は狭くてかなりうるさいですが、狭いところや大きな音は大丈夫ですか？

患者　**Maybe I'm OK.**
たぶん大丈夫です。

スタッフ　**That's good.**
よかった。
Please lie down with your head this way.
ではこちらを頭にして横になってください。
The table is going to move. Please relax.
台が動きます。楽にしていてください。

●検査終了後

スタッフ　**Mr. Jones, we are finished. Please change back into your clothes.**
ジョーンズさん、終わりましたよ。着替えてくださって結構です。

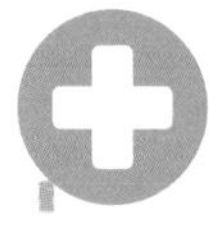

血糖測定

血糖測定時に使用される主なフレーズです。

●これから血糖値を調べます。
We are going to check your blood sugar level.

●指先から1滴だけ血を採ります。
We are going to take just a drop of blood from your fingertip.

●一瞬チクっとします。
It might hurt a little.

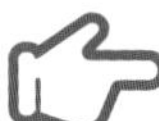

●ありがとうございました。血糖値は91mg/dLでした。
Thank you. Your blood sugar level is 91.

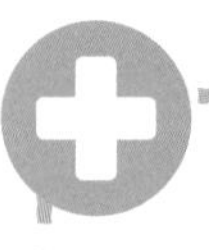

会話例（血糖測定）

血糖測定時におけるやり取りの一例です。

看護師 **Ms. Robinson, we are going to check your blood sugar level.**
ロビンソンさん、血糖値を測りますね。

患者 **How do you do that?**
どうやってやるんですか？

看護師 **We are going to take just a drop of blood from your fingertip.**
指先から血液を1滴だけ採ります。

患者 **Just a drop? From my fingertip?**
1滴だけ？　指先から？

看護師 **Yes. It might hurt just a little.**
はい。ちょっとだけ痛みます。

患者 **OK.**
わかりました。

看護師 **Are you ready?**
準備はいいですか？

患者 **Well ……maybe.**
はい……たぶん。

看護師 **Here we go. Alright, we are finished.**
ではいきますね。はい、終わりました。

患者 **Oh ……It didn't hurt so much.**
ああ、そんなに痛くなかったわ。

看護師 **Thank you for your cooperation. Your blood sugar level is 84. Good numbers!**
ご協力ありがとうございました。血糖値は84でした。ちょうどいいですね。

blood sugar level：血糖値
drop of blood：血を1滴

英語は文章を構成する単語の位置が、日本語とは真逆のようになっています。日本語をそのまま英語に直そうとすると無理があり、意味が通じにくくなってしまいますので、注意が必要ですね。
先輩

column

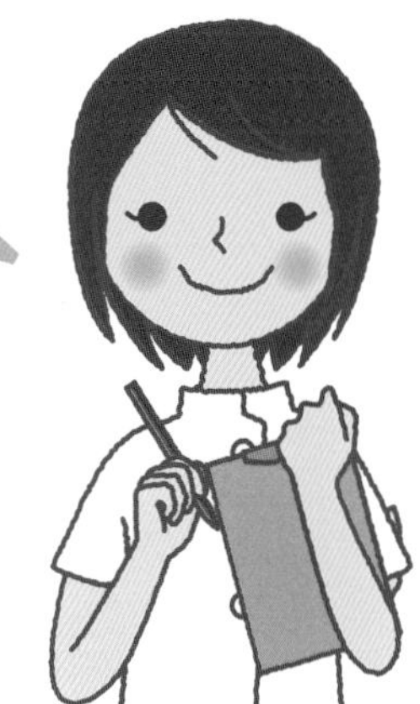

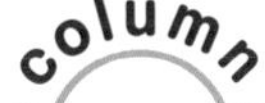

英語にはオノマトペはありません

「チクッとする」「ヒリヒリする」など、オノマトペを使った表現は非常に便利ですが、残念ながら英語にはそのような表現方法はありません。

普段私たちは、特に痛みや感覚を表現するときに、よくオノマトペを使っています。英語で患者さんとやり取りするときにもつい使いたくなってしまいますが、この場合は具体的にどんな状態なのかを示す言葉を使うしかありません。

例えば以下のような表現が考えられます。

・少しチクッとしますよ
　It may sting a little. ※ stingはハチなどが「刺す」という意味
・擦りむいたところがヒリヒリする
　It hurts where the skin was scraped.
・喉がヒリヒリする
　I have sore throat.

痛みの種類についての表現方法は、p.142にまとめてありますのでそちらもご参照ください。

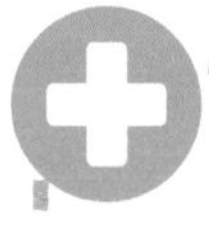

点滴・注射

点滴や注射を行う際に使用される主なフレーズです。

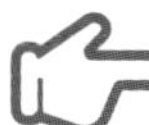

●これから点滴をします／注射をします。
I'm going to put you on a drip. ／ I'm going to give you a shot.

●アルコールにかぶれたことはありますか？
Have you ever had skin trouble with alcohol wipes?

●親指を中にして、手を握ってください。
With your thumb inside, please make a fist.

●消毒しますので、少し冷たいです。
I'm going to sterilize the area, so it might be cold a little.

●少しチクッとします。
It may sting a little.

●楽にしてください。
Please relax.

●30分ほどで終わります。何かあったら声をおかけください。
It may take about 30 minutes. If you want to ask something, please call us.

●終わりましたので、針を抜きますね。
It's finished. Let me remove your IV.

●10分くらい経って血が止まっていたら、テープを剥がして結構です。
After about 10 minutes, you can remove the bandage if the bleeding has stopped.

put you on a drip：(あなたに)点滴をする　**drink**：お酒を飲む
IV：点滴　**getting better**：よくなる　**bandage**：絆創膏／テープ

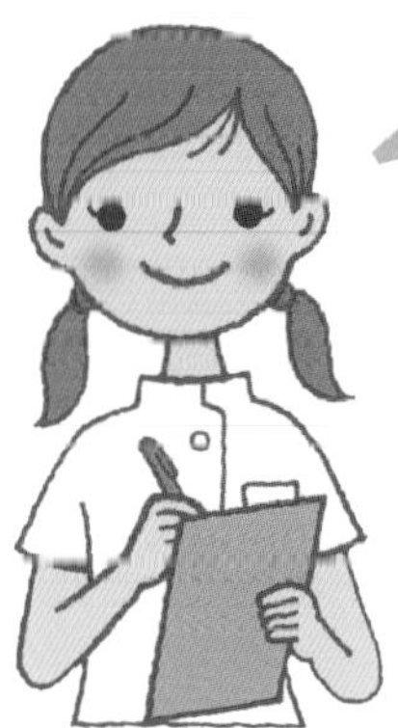

「drink」というひと言で「お酒を飲む」という意味になるんですね。

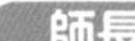

日本語でも「飲みに行く」などと言いますよね。

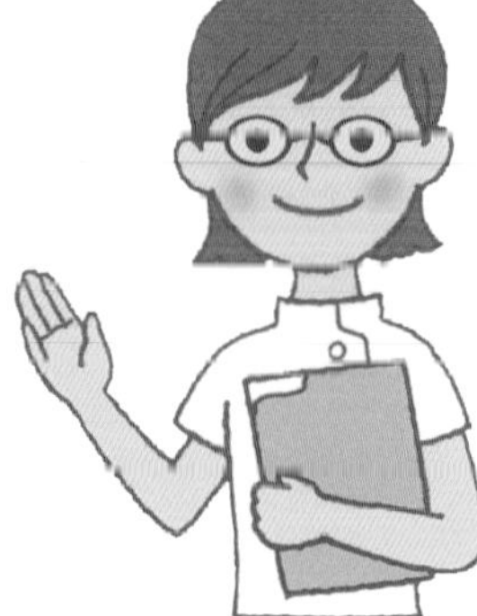

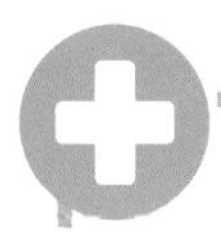

会話例（点滴・注射）

点滴や注射を行う際のやり取りの一例です。

看護師　**Mr. Keen, I'm going to put you on a drip.**
キーンさん、点滴をしますね。
Have you ever had skin trouble with alcohol wipes?
アルコール綿でかぶれたことはありますか？

患者　**Yes, I have. I don't drink at all.**
あります。お酒を飲めないので。

看護師　**I see. I'm going to use another antiseptic.**
承知しました。別の消毒を使いますね。
Please make a fist with your thumb inside.
親指を中にして手を握ってください。

患者　**Like this?**
こうですか？

看護師　**Perfect.**
結構です。
I'm going to sterilize the area, so it might be cold a little.
消毒するので、少し冷たいです。

患者　**OK.**
わかりました。

看護師　**It may sting a little bit.**
ちょっとチクッとしますね。
……OK. Please relax.
はい、楽にしてください。

患者　**How long does it take?**
どれくらいかかりますか？

看護師　**It may take about 30 minutes.**
だいたい30分くらいです。
When you need our help, please call us.
もし何かありましたらお呼びください。

患者　**Thank you.**
ありがとう。

●点滴終了後

看護師　**Mr. Keen, the IV is finished. Let me remove it.**
キーンさん、終わりましたので点滴を抜きますね。

患者　**Oh, I've been sleeping. I'm getting better.**
ああ、寝てしまいました。だいぶよくなったみたいです。

看護師　**That's good. You must be tired.**
それはよかったです。きっとお疲れだったのでしょう。

患者　**I suppose.**
そうだと思います。

看護師　**We are done.**
はい、終わりました。
After about 10 minutes, you can remove the bandage if the bleeding has stopped.
だいたい10分くらいして血が止まっていたら、テープを剥がしてください。

患者　**I understand. Thank you very much.**
わかりました。ありがとうございました。

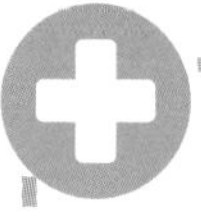

処置

処置を行う際に使用される主なフレーズです。

- これから傷の処置をします。
We are going to clean your cut.

- 服を脱いで準備してください。
Please ready by taking your clothes off.

- これから傷を洗います。少ししみるかもしれませんが、すぐ終わりますので少し辛抱してください。
We are going to wash the cut. It may hurt a little, please be patient for a while.

- 消毒してテープを貼りますね。
I'm going to sterilize and put a bandage on.

- 終わりました。服を整えて待合室でお待ちください。
We are finished. Please fix your clothes and have a seat in the waiting room.

Does it hurt?
(痛いですか？)
Please be patient for a while.
(少しガマンしてくださいね。)

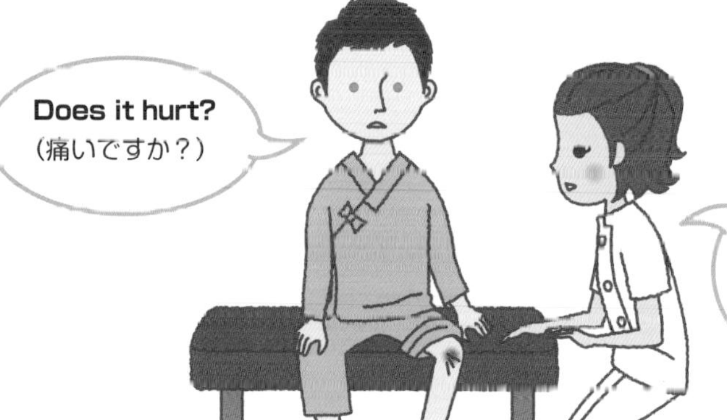

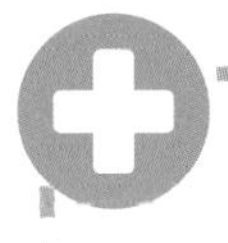

会話例（処置）

処置を行うときのやり取りの一例です。

看護師 **We are going to clean your cut.**
傷の手当をします。
Please ready by taking your trousers off.
ズボンを脱いで準備してください。

患者 **Sure.**
わかりました。

看護師 **We are going to wash the cut.**
これから傷口を洗浄します。
It may hurt a little, please be patient for a while.
ちょっとしみますけど我慢してくださいね。

患者 **……OK.**
はい。

看護師 **Just a second.**
すぐ終わります。
I'm going to sterilize and put a bandage on.
消毒してテープを貼りますね。
……We are done.
はい、終わりました。

患者 **Thank you. Is it possible to take a shower today?**
ありがとうございます。今日はシャワーを浴びられますか？

看護師 **It's OK. The bandage is waterproof.**
大丈夫ですよ。このテープは防水ですので。
But it's better not to take a bath, I suppose.
でもお風呂には入らないほうがいいと思います。

患者 **I understand.**
わかりました。

trousers／pants[*]：ズボン
cut：傷
just a second：ほんのちょっと、すぐに
be patient：我慢する
take a shower／bath：シャワーを浴びる／お風呂に入る
I suppose：～だと思う

＊trousers／pants　pants（パンツ）というと、日本語では下着を指しますが、米国英語ではズボンのような下衣を意味します。一方、英国ではpantsは下着を意味し、ズボンは本文中にあるようにtrousersを使います。

外来でよくあるクレーム対応

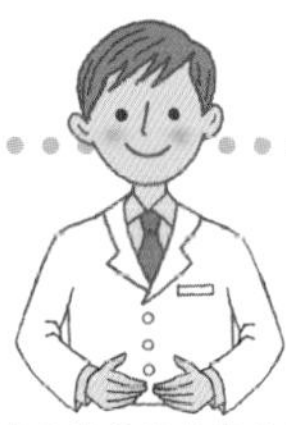

外来ではさまざまな場面で、苦情・クレームが発生します。
ここでは待ち時間についてのクレーム対応についてみていきましょう。

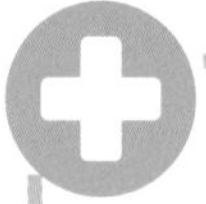

クレーム対応

クレーム対応の際に使用される主なフレーズです。

- どうなさいましたか？
May I help you?

- お待たせして申し訳ありません。
We are very sorry for keeping you waiting.

- お呼びするまで、今からおよそ30分お時間をいただきます。
I'm afraid that it may take about 30 minutes until your turn comes.

- はい、おっしゃるとおりです。
Yes, I agree with you.

- 貴重なご意見をありがとうございます。
Thank you for your beneficial opinion.

- 上の者を呼びますので、少々お待ちいただけますか？
I will call my manager. Could you wait for a moment, please?

how much longer it takes：あとどのくらいかかるか
ahead of you：あなたの前に
finally：ついに、やっと
my turn：私の番
consultation：診察

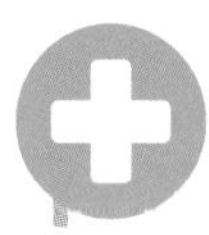

会話例（クレーム対応）

クレーム対応時におけるやり取りの一例です。

看護師　**Ms. Jones, may I help you?**
ジョーンズさん、どうなさいましたか？

患者　**I've been waiting for more than 40 minutes. What's going on?**
もう40分以上待っているのですが、どうなっているんですか？

看護師　**We are very sorry for keeping you waiting.**
お待たせして大変申し訳ありません。
I'm going to check how much longer it takes.
あとどのくらいかかるか確認してまいります。

患者　**Please.**
お願いします。

看護師　**Ms. Jones, I'm afraid that it will take another 15 minutes.**
ジョーンズさん、申し訳ありませんが、あと15分ほどかかります。

患者　**15 minutes. Are you sure?**
15分ですか。本当に？

看護師　**Yes. 2 people are waiting ahead of you.**
はい。ジョーンズさんの前にお2人ほどお待ちですので。

患者　**Good. I can wait, then.**
わかりました。それなら待てます。

看護師　**Thank you very much.**
ありがとうございます。

●診察時

看護師　**Ms. Jones, the doctor will see you now. Please come in.**
ジョーンズさん、診察しますのでお入りください。

患者　**Oh, finally! It's my turn now. I'm coming.**
やっと私の番ね。いま行きます。

●診察後

患者　**Excuse me nurse, I'm just finished now.**
看護師さんすみません、今終わりました。
I'm glad I was able to know the cause.
原因がわかってよかったです。

看護師　**I'm happy to hear that.**
それはよかったですね。

患者　**But the waiting time must be shorten more than now.**
でも、待ち時間はもう少し短いほうがいいわね。

看護師　**I agree with you.**
おっしゃるとおりだと思います。
Thank you for your beneficial opinion.
貴重なご意見をありがとうございます。

患者　**It's OK.**
どういたしまして。

英語で一番多い姓は？

日本では、佐藤さんや鈴木さん、田中さんといった姓が多いことが知られていますが、英語の姓はどのようなものが多いのでしょうか。

米国で多い姓のトップ3は、以下のとおりだとされています。

1位　**Smith**（スミス）
2位　**Johnson**（ジョンソン）
3位　**Williams**（ウィリアムズ）

どれもよく耳にする姓ですよね。

姓には由来があって、1位の**Smith**は「鍛冶屋」、2位の**Johnson**は「Johnの息子（John+son）」、3位の**Williams**は「Williamの息子（William+ｓ）」という意味があります。

英語姓では、地名や地形に由来するものが約半数を占めており、次いでニックネームから姓になったものが多いと言われています。

地名由来のもの　…**Green**、**Hill**など
ニックネーム由来のもの…**Brown**（髪の色から）など
親の名前由来のもの　…**Wilson**など
職業由来のもの　…**Taylor**（仕立て屋）、**Baker**（パン屋）など

英語を話す患者さんが入院してきたら…

外来における診察や検査を経て入院が決まった患者さんに対しては、
病棟でたくさんのやり取りをする必要があります。
この章では、入院中に行われる説明や看護処置などを進めるために必要な、
英語による主なやり取りについて取り上げています。

病室への案内

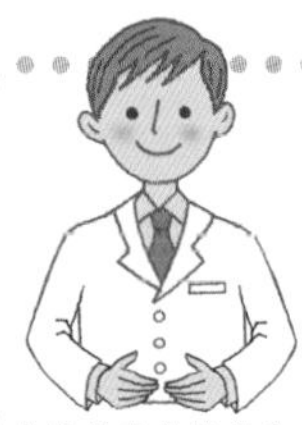

患者さんが外来から病棟へ上がったとき、最初に行うのが病室へのご案内です。ここではスムーズなご案内をするために必要なフレーズについてみていきましょう。

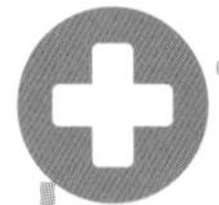

病室への案内

入院患者さんを病室に案内するときに使用される主なフレーズです。

● ○○さんでいらっしゃいますね。はじめまして。

You must be Mr./Ms. ○○, mustn't you? Nice to meet you.

● お部屋にご案内いたします。

Let me please take you to your room.

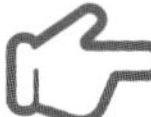

● こちらへどうぞ。

Follow me please. / This way, please.

● ご家族の方はご一緒ではありませんか？

Isn't your family with you?

● こちらが○○さんのベッドです。

This is your bed, Mr./Ms. ○○.

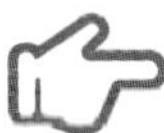

● ただいま寝衣をお持ちいたします。

I'm going to take some pajamas.

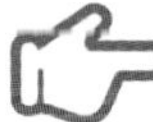

● じきに担当の看護師が参りますので、こちらに着替えてお待ちください。

Your nurse is coming soon, please change into these clothes.

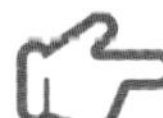

● 御用の際は、こちらのナースコールを押してください。

When you need our help, please push this button.

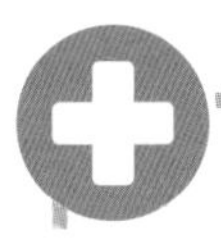

会話例（病室への案内）

患者さんを病室に案内するときのやり取りの一例です。

スタッフ　**You must be Ms. McCoy, mustn't you?**
マッコイさんでいらっしゃいますか？

患者　**Yes, I am.**
そうです。

スタッフ　**Nice to meet you.**
はじめまして。

患者　**Nice to meet you, too.**
はじめまして。

スタッフ　**Let me please take you to your room.**
お部屋までご案内いたします。

患者　**Thank you.**
ありがとうございます。

スタッフ　**Please follow me.**
こちらへどうぞ。
Isn't your family with you?
ご家族はご一緒ではないのですか？

患者　**My husband is with me. He's now doing some paperwork at the reception.**
夫が一緒です。今、受付で手続きをしています。

スタッフ　**I see.**
なるほど、そうなんですね。
Here we are. This is your bed, Ms. McCoy.
こちらがマッコイさんのベッドです。

患者　**It looks comfortable.**
寝心地がよさそうですね。

スタッフ　**I suppose so.**
そう思います。
I'm going to take some pajamas.
パジャマを取りに行ってきますね。

患者　**Alright.**
わかりました。

スタッフ　**Excuse me Ms. McCoy, here's your pajamas.**
マッコイさん、失礼します。パジャマをお持ちしました。
Your nurse is coming soon, please change into these clothes.
じきに担当の看護師が参りますので、こちらに着替えてお待ちください。

患者　**OK.**
はい。
スタッフ　**When you need our help, please push this button.**
御用の際は、このボタンを押してお呼びください。
患者　**Thank you. I'll do so.**
ありがとう。そうします。

let me please ～：私に～させてください／～いたします　**the reception**：受付
here we are：着きました　**your nurse**：あなたの受け持ち看護師

「～さんですか？」と確認する際は、単純に「**Are you Mr./Ms. ○○?**」でもOKです。

column

「～ですよね？」とたずねる場合に使う付加疑問文とは

日本語でも何かについて確認するときや、やや不確かであることをたずねる場合に、「○○ですよね？」という言い方をしますが、英語にもこのような表現があります。それが、**付加疑問文**です。

日本語の場合は、どんな文章でも最後に「～ですよね？」とつければいいのですが、英語の場合は主語によって動詞の形が変わりますし、過去形と現在形がありますので、付加疑問文の形もいくつかあります。ポイントとしては、①動詞が通常の動詞かbe動詞かをみる、②否定形か肯定形かをみる、③主語は何かをみる、という3点です。例文を挙げてみていきましょう。

1. **I ate teriyaki last night, didn't I?**　私、昨日の夜テリヤキ食べたよね？
   ➡①動詞は通常、②肯定形の過去形、③主語は**I**　… 過去形動詞の否定形を付加
2. **You didn't come to school yesterday, did you?**　昨日学校に来なかったよね？
   ➡①動詞は通常、②否定形の過去形、③主語は**you**　… 過去形動詞の肯定形を付加
3. **She drives a car, doesn't she?**　彼女は車を運転しますよね？
   ➡①動詞は通常、②肯定形の現在形、③主語は**she**　… 現在形動詞の否定形を付加
4. **This flower is so beautiful, isn't it?**　この花、とてもきれいですよね？
   ➡①動詞はbe、②肯定形の現在形、③主語は**it**　… 現在形be動詞の否定形を付加

要するに、**文章が肯定形だったらそれと同じ種類の否定形を、文章が否定形だったらそれと同じ種類の肯定形を付加**すればいいだけです。

そうは言っても、この付加疑問という形態は日本語にはない感覚なので、話していると頭がゴチャゴチャになってしまいそうですね。でも、この表現が使えなくても特に問題が発生することはないので安心してください。付加疑問文は、あくまでも使えるとコミュニケーションに磨きがかかるものという位置づけで考えていただければ結構です。

アナムネ（病歴）の聴取

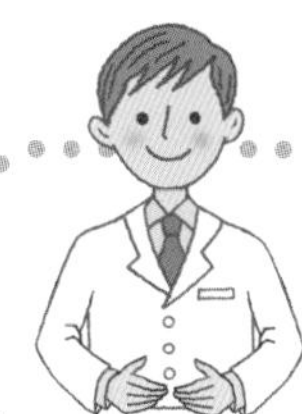

次に行うのが、アナムネの聴取です。ここではアナムネ聴取時に必要なやり取りについてみていきましょう。

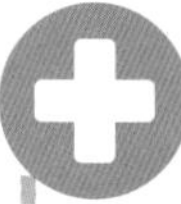

あいさつ

あいさつに使われる主なフレーズです。

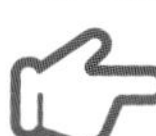

●はじめまして、○○さん。
Nice to meet you, Mr./Ms.○○.

●本日担当させていただきます、△△です。よろしくお願いします。
My family name is △△. I'm your nurse during the daytime.

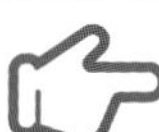

●ご気分はいかがですか？
How do you feel now?

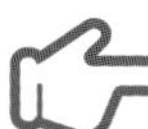

●少しお話しすることはできそうですか？
Is it possible to talk to me for a while?

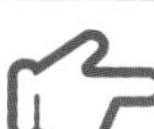

●どうぞお楽になさってください。15分ほどで済みますので。
Please get comfortable. It will take about 15 minutes.

family name：姓、苗字
during the daytime：昼間、日中
get comfortable：楽にする
for a while：少しの間、しばらく

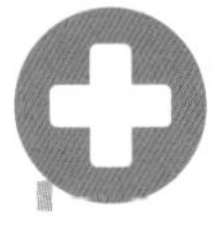

会話例（あいさつ）

あいさつが含まれるやり取りの一例です。

看護師　**Hello, Mr. Cooper. My family name is Takatsu.**
こんにちは、クーパーさん。高津と申します。
Nice to meet you. I'm your nurse during the daytime.
はじめまして。本日は私が担当させていただきます。

患者　**Nice to meet you, too.**
はじめまして。

看護師　**How do you feel now?**
ご気分はいかがですか？

患者　**My stomach aches a little bit. But not so bad.**
少しお腹が痛みますが、それほどでもありません。

看護師　**It sounds good.**
それはよかったです。
Then, is it possible to talk to me for a while?
では、少しお話できますか？

患者　**I think so.**
大丈夫だと思います。

看護師　**I'd like to ask you some questions.**
いくつか質問をさせていただきたいのですが。
It will take about 15 minutes or so.
15分ほどで終わります。

患者　**I see.**
わかりました。

看護師　**Please get comfortable.**
どうぞお楽になさってくださいね。
Can I sit down here?
私も座ってよろしいですか？

患者　**Sure.**
もちろんです。

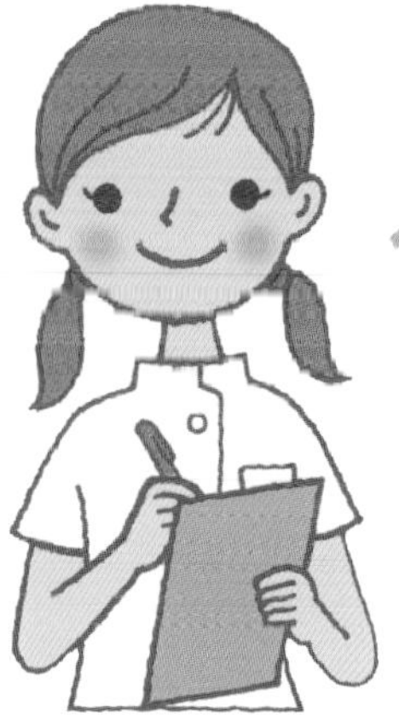

外国人にとって日本人の名前は難しいので、自己紹介のときは姓なのか名前なのかをはっきり告げるといいのですね。

新人

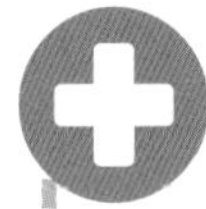

現病歴と既往歴をたずねる

現病歴と既往歴は、このようなフレーズでたずねます。

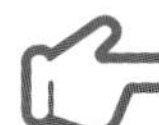

●今回はどのようないきさつで入院されましたか？
Could you tell me the details about what happened to you?

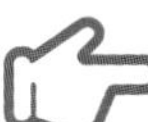

●今までにされたご病気はありますか？　それは何歳のときでしたか？
Have you ever had any major disease before? How old were you at that time?

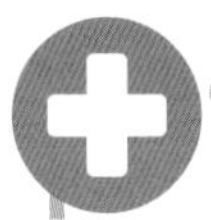

会話例（現病歴と既往歴をたずねる）

現病歴、既往歴をたずねるときの会話の一例です。

看護師　**Could you tell me the details about what happened to you?**
今回の入院のいきさつについて教えてくださいますか？

患者　**Yes. 2 days ago, I felt strong pain in my stomach.**
はい。2日前に強い腹痛がありました。
It's been lasting for long time and getting stronger.
ずっと続いていて、どんどん強くなっていきました。
I even felt sick and threw up sometimes.
気持ち悪くて時々吐いてしまったりもしました。
So I came to see a doctor today.
なので、今日受診したんです。

看護師　**I see. Your symptom began 2 days ago, right?**
なるほど。症状が出現したのは2日前ですね？

患者　**That's right. After undergoing exam, the doctor told me I had some gallstones.**
そうです。検査をしたら、胆石があるって先生に言われました。

看護師　**I understand. It must have been painful.**
わかりました。それはさぞお辛かったですね。
Have you been taken any pain killer?
痛み止めは飲んでいらっしゃいましたか？

患者　**Yes, I took some painkillers, but they weren't so effective.**
飲んでいましたが、あまり効きませんでした。

看護師　**What kind of painkiller did you take?**
痛み止めは何を飲んでいましたか？

患者　**Tylenol.**
タイレノールです。

看護師 **How often did you take them?**
どのくらいの頻度で飲みましたか？

患者 **Twice or three times a day.**
1日2、3回です。

看護師 **OK.**
わかりました。
Next, I'd like to ask you about your past medical history.
次に、既往歴についてお伺いします。
Have you ever had any major disease before?
これまでに大きなご病気をされたことがありますか？

患者 **Ummm…… yes. I had appendicitis.**
えーっと……あります。盲腸にかかりました。

看護師 **How old were you at that time?**
それはおいくつのころですか？

患者 **When I was 18 or so.**
18歳かそこらです。

看護師 **Did you have a surgery?**
手術はされましたか？

患者 **Yes, I did.**
はい、しました。

看護師 **Didn't you have any problems with anesthesia?**
麻酔で気分が悪くなったりしませんでしたか？

患者 **No, I didn't.**
いいえ、大丈夫でした。

看護師 **That's good.**
それはよかった。
Any other disease?
何かほかにご病気をされたことは？

患者 **No, I think that's all.**
いいえ、それだけだと思います。

feel sick ：気持ちが悪くなる
throw up ：嘔吐する
Tylenol ：鎮痛剤の商品名
how often ：どのくらいの頻度で

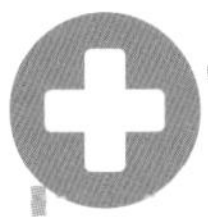

生活習慣についてたずねる①

生活習慣をたずねるときに使用する主なフレーズです。

●タバコは吸われますか？　１日にどのくらい吸いますか？　何年くらい吸っていますか？
Do you smoke?　How many cigarettes do you smoke in a day?
How long have you been smoking?

●お酒は飲まれますか？　１週間にどのくらいの頻度で飲みますか？
１日にどのくらい飲みますか？
Do you drink (any alcohol)?　How often do you drink?
How much do you drink a day?

●お風呂にはどのくらいの頻度で入りますか？／シャワーはどのくらいの頻度で浴びますか？
How often do you take a bath? ／ **How often do you take a shower?**

●お通じはどのくらいの頻度で出ますか？　１日に何回くらいですか？
How often do you have a movement?　How many times in a day?

●お小水は１日何回くらい出ますか？
How many times do you urinate in a day?

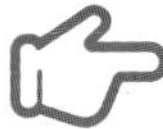

●夜のお小水の回数は何回くらいですか？
How often do you go to the bathroom during the night?

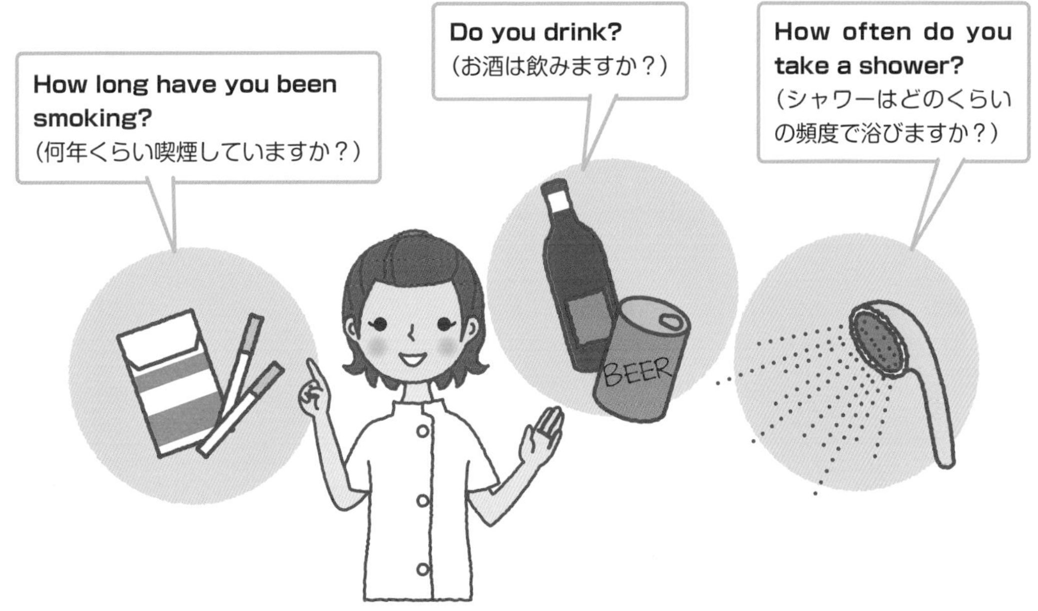

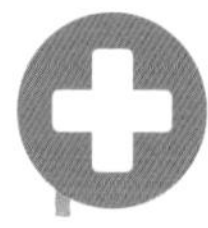

会話例（生活習慣についてたずねる①）

生活習慣についてたずねるときの会話の一例です。

看護師　**I'm going to ask you about your lifestyle habit.**
生活習慣についておたずねします。

患者　**OK.**
はい。

看護師　**Do you smoke?**
タバコは吸いますか？

患者　**I used to smoke. But I've been stopping now.**
以前は吸っていましたが、もうやめました。

看護師　**When did you stop smoking?**
いつごろやめられたんですか？

患者　**About 10 years ago.**
10年くらい前です。

看護師　**How long were you smoking?**
どのくらいの期間吸っていましたか？

患者　**Well…… about 20 years?**
う～ん……だいたい20年くらいですかね？

看護師　**How many cigarettes did you smoke in a day?**
1日何本くらい吸っていましたか？

患者　**About 20.**
20本くらいです。

看護師　**How about alcohol? Do you drink?**
お酒はどうですか？　飲まれますか？

患者　**Yes.**
はい。

看護師　**How often do you drink?**
どのくらいの頻度で飲みますか？

患者　**About twice a week, I guess.**
週に2回くらいだと思います。

看護師　**How much do you drink a day?**
1日にどのくらい飲まれますか？

患者　**I just drink 2 or 3 glasses of red wine at a time.**
赤ワインを2、3杯程度です。

看護師　**Thank you.**
ありがとうございます。
So, next question is about cleanliness.
では、次は清潔についてお聞きします。
How often do you take a bath?
お風呂はどのくらいの頻度で入りますか？

患者　**Taking a bath? Well, I don't have a custom to take a bath.**
お風呂ですか？　えっと、お風呂に入るという習慣がないんですよね。
I just take a shower once every 3 days.
3日に1回程度シャワーを浴びるくらいです。

看護師　**I understand.**
承知しました。
Next, I'd like to ask you about body waste.
次に、排泄についてお聞きします。
How often do you have a movement?
お通じはどのくらいの頻度でありますか？

患者　**Everyday.**
毎日あります。

看護師　**Excellent. Once a day?**
素晴らしい。1日1回ですか？

患者　**Once or twice a day.**
1回から2回です。

看護師　**Good.**
いいですね。
How many times do you urinate in a day?
1日何回くらいお小水に行きますか？

患者　**Well, I'm not sure but maybe 6 or 7 times a day.**
そうですね、よくわからないけどたぶん6、7回でしょうか。

看護師　**How about nighttime? Do you go to the bathroom at night?**
夜はいかがですか？　夜間、トイレに起きますか？

患者　**Not really. Sometimes I wake up to urinate, but usually I sleep soundly.**
あまり。時々トイレに行くことはありますが、たいていよく眠れます。

看護師　**That's so ideal.**
それは理想的ですね。

drink：お酒を飲む　➡英語ではお酒を飲むことを単に「**drink**」と言います。
movement：お通じ、便通
urinate：排尿
I'm not sure：確かではない、確証はない
sleep soundly：ぐっすり眠る
take a shower／bath：シャワーを浴びる／お風呂に入る

欧米人の入浴習慣

日本人は毎日入浴したりシャワーを浴びたりする人がほとんどなので、それが当然のことという認識がありますが、実は海外にはそうとは言えない習慣の国もあります。若い人たちの間では、毎日シャワーを浴びる習慣が定着してきた国もある昨今ですが、昔はシャワーは週3回程度、洗髪は週1回という人も多くいたようです。

これがさらに入浴ということになると、毎日浴槽にお湯を張ってつかるという習慣を持つ民族は、もしかしたら日本人くらいなのかもしれません。

海外の方が入院してきた場合、そういった文化の違いにも十分留意して、接することを心がけてみてください。

生活習慣をたずねるときは、日本人の常識にとらわれないようにしなければいけないのですね。

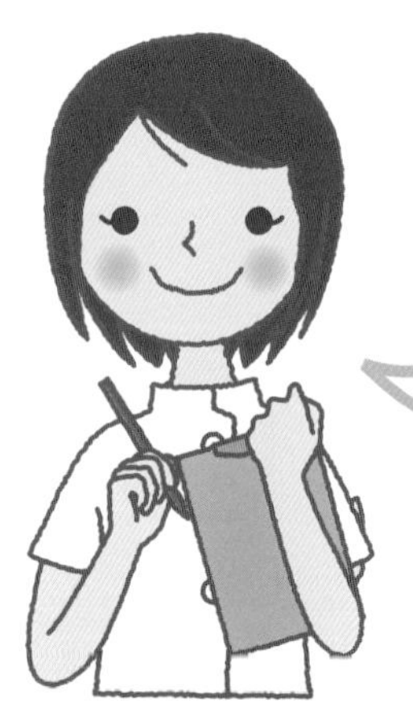

日本人にはあまりなじみのない、宗教などに根ざした風習もありますね。

先輩

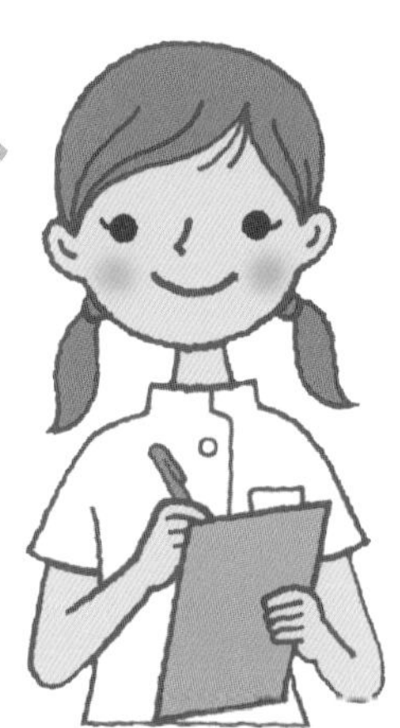

新人

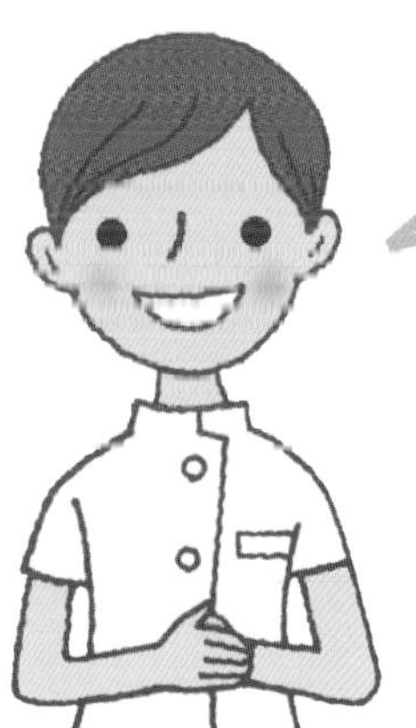

●笑顔を忘れずに！

「英語で対応しなきゃ……！」と思うあまりに緊張して、表情が固くなってしまわないように気をつけましょう。

- あいさつは笑顔で
- 適度なスキンシップ
- 通じなかったら何度でもトライ

特に冬場などはマスクで顔の半分が隠れてしまうので、表情がわかりにくいものです。文章、イラスト、身振り手振りなどを活用すれば、必ず通じます。頑張ってー！

ベテラン

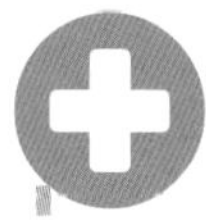

生活習慣についてたずねる②

引き続き、生活習慣についてたずねるときに使用される主なフレーズです。

●食べられないものはありますか？　それはアレルギーですか、それとも別の理由ですか？
Is there anything you don't eat?
Is that because of allergies or any other reason?

●食品や薬品にアレルギーはありますか？
Do you have any food or medicine allergies?

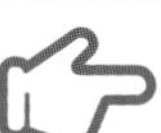

●宗教はお持ちですか？
Do you practice any religions?

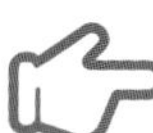

●医師からはどのような説明を受けていますか？
What did the doctor explain you about this hospitalization?

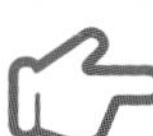

●今回の入院について、どのように受け止めておられますか？
How do you think about this hospitalization?

●何かご質問はありますか？
Do you have any questions?

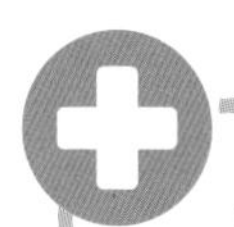

会話例（生活習慣についてたずねる②）

生活習慣についての会話の一例です。

看護師　**Is there anything you don't eat?**
食べられないものはありますか？

患者　**I don't eat any meat.**
肉は一切食べません。

看護師　**Is that because of allergies or any other reason?**
それはアレルギーのためですか？　それとも別の理由でしょうか。

患者　**Because of my personal rule.**
個人的なポリシーなんです。

看護師　**Oh, you are a vegetarian, aren't you?**
ああ、ベジタリアンなんですね？

患者　**Yes, I am.**
そうなんです。

看護師　**I see. Then, do you have any food or medicine allergies?**
なるほど。食べ物や薬にアレルギーはありますか？

患者　**I think I don't.**
ないと思います。

看護師　**OK. Do you practice any religion?**
わかりました。宗教はお持ちですか？

患者　**I'm a Christian.**
キリスト教です。

看護師　**Do the Christians have any rules to follow?**
キリスト教には戒律はあるんですか？

患者　**No. It's easier than you think.**
いいえ。意外と自由ですよ。

看護師　**Is it? That's a surprise.**
そうなんですか？　ちょっと意外です。
OK, let's go to the next question.
さて、次の質問にいきましょうか。
What did the doctor explain you about the hospitalization this time?
医師からは今回の入院について、どのように説明を受けておられますか？

患者　**He told me that I need to have an operation for the gallstones.**
胆石があって、手術が必要だと聞いています。

看護師　**How do you think about it?**
それについてどのようにお考えですか？

患者　**Do I have any choice? I push myself to get surgery.**
仕方ないですよね。勇気を出して手術を受けます。

看護師　**That's great!　We will support you anytime.**
素晴らしい！　全面的にサポートさせていただきますね。
That's it. Do you have any questions?
質問は以上です。何かお聞きになりたいことはありますか？

患者　**From when can I eat something after the surgery?**
手術のあと、いつからご飯が食べられるようになりますか？

看護師　**After your intestines began to move.**
お腹が動き始めてからです。
Which means after you fart.
つまり、おならが出てからですね。

患者　**Oh, my god!　That's embarrassing.**
えー！　ちょっと恥ずかしいですね。

看護師　**It sounds funny, doesn't it?**
ちょっとおもしろいですよね。
Do you have any other questions?
ほかに何かご質問はありますか？

患者　**Well ……maybe no.**
うーん……多分大丈夫です。

看護師　**Alright. Thank you for your cooperation.**
わかりました。ご協力ありがとうございました。

personal rule：個人的なルール、ポリシー　**practice (one's) religion**：宗教を信仰する
Do I have any choice?：仕方ないですよね　**no choice**：仕方ない

オリエンテーション

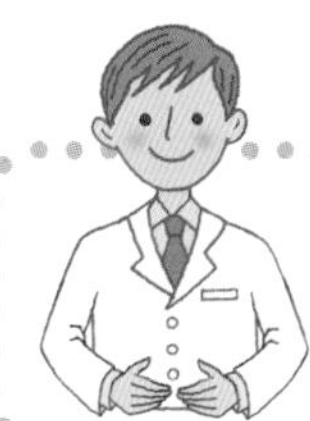

ここでは病棟や病室、ベッド回りなどのオリエンテーションをするときに必要なやり取りについてみていきましょう。

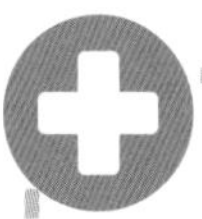

病棟内オリエンテーション

病棟内オリエンテーションを行うときに使用される主なフレーズです。

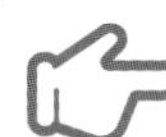

●病棟内をご案内します。
I'm going to show you around this ward.

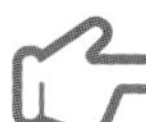

●こちらがナースステーションです。
Here is the nurses' station.

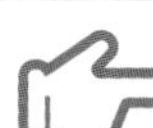

●ここがあなたの△△△号室です。
Here is your room △△△.

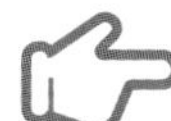

●浴室はこちらです。
Here is the bathroom.

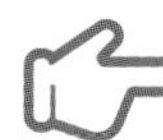

●こちらが食堂です。食事以外のときにも利用可能です。
Here is the dining hall. You can stay here anytime you want.

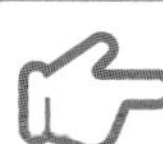

●トイレはこちらです。洋式と和式があります。
Here is the restroom. There are both western style and Japanese style.

●非常口はこちらです。お部屋からの避難経路を確認しておいてください。
That is the emergency exit. Please confirm the evacuation routes from your room.

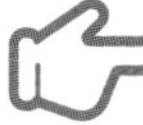

●エレベーターは２基あります。配膳の時間帯はお待たせするかもしれません。
We have two elevators. It might come so slowly when the meal is coming. I'm sorry for that.

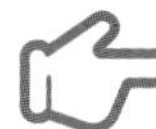

●売店は１階にあります。
The store is on the first floor(ground floor).

会話例（病棟内オリエンテーション）

病棟内オリエンテーションにおけるやり取りの一例です。

スタッフ　**Mr. Smith, if you don't mind, I will show you around this ward.**
スミスさん、よろしければこれから病棟をご案内いたしますが。

患者　**Oh, please.**
ああ、お願いします。

スタッフ　**This is your room 362. And this is the 3rd floor here.**
ここがスミスさんのお部屋、362号室です。ここは3階です。

患者　**Ah, ha.**
そうですか。

スタッフ　**Here is the restroom.**
ここがトイレです。

患者　**Are they Japanese style?**
和式ですか？

スタッフ　**No, they are western style. You don't have to worry about that.**
いいえ、洋式です。ご安心ください。

患者　**That's good!**
ああよかった！

スタッフ　**And here is the bathroom. When you want to take a shower, please tell us.**
そしてここが浴室です。お使いになりたいときはおっしゃってください。

患者　**Alright.**
わかりました。

スタッフ　**Here is the dining hall. You can stay here anytime you want.**
ここが食堂です。いつでもご使用いただけます。

患者　**Can I stay here with my family or friends when they come to see me?**
家族や友だちが面会に来たとき、ここを使ってもいいですか？

スタッフ　**Of course you can.**
もちろん大丈夫です。
And here is the nurses' station.
そしてここがナースステーションです。
When you go to another place in the hospital, please tell us to unlock the door.
病棟から出るときはお声掛けください。ドアロックを解除しますので。

患者　**OK.**
はい。

スタッフ　**There are two emergency exits.**
非常口は2つあります。
The one is here, and the other one is the end of this ward. Can you see the green light?
1つはここで、もう1つは病棟の突き当りにあります。緑色のライトが見えますか？

患者　**Yes, I can.**
はい、見えます。

スタッフ　**OK. Please confirm the evacuation routes from your room.**
結構です。お部屋からの避難経路を確認しておいてくださいね。
And here are the elevators.
そしてここがエレベーターです。
Because they are just two, it might come so slowly when the meal is coming.
２つしかないので、配膳の時間などはなかなか来ないかもしれません。

患者　**I see.**
なるほど。

スタッフ　**Do you have any questions?**
何かご質問はありますか？

患者　**Where can I buy something to drink?**
飲み物はどこで買えますか？

スタッフ　**The store is on the first floor.**
１階に売店がございます。

患者　**Thank you.**
ありがとう。

ward：病棟　**dinning hall**：ダイニングホール
evacuation routes：避難経路

米国では１階を**first floor**と言いますが、英国では**ground floor**と言い、２階が**first floor**となります。ややこしいので、説明する場合は院内の見取り図などがあるとよいかもしれません。

▼**evacuation routes**：避難経路

非常口
Here is the emergency exit.
(こちらが非常口です。)

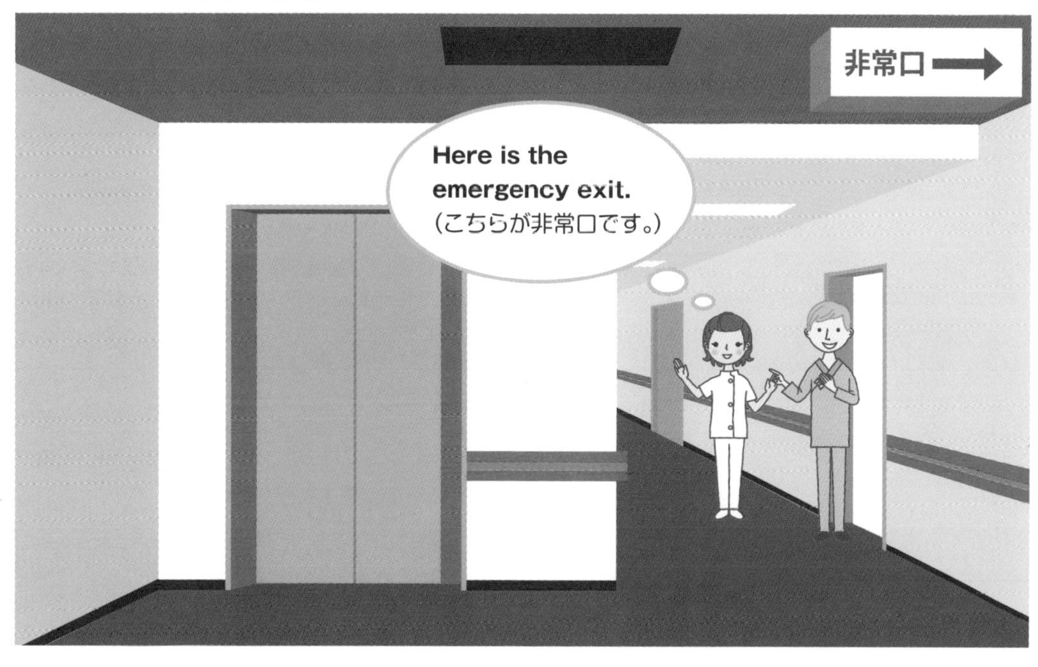

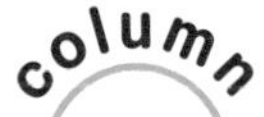

トイレについてのいろいろ

日本語ではすでに「トイレ」という言葉が定着しているため、英語でも「**toilet**」と言うのが一般的だと思ってしまいがちですが、実はそうではありません。「**toilet**」という言葉はトイレそのものを表す単語であり直接的な表現であるため、一般的にはあまり使われないのです。

トイレを表す言葉には、主に以下のようなものがあります。

restroom：休む場所、休憩場所という意味
bathroom：海外ではお風呂場にトイレがあることが多いため
lavatory：公衆トイレのことを指す
men's room：男性用トイレ
lady's room：女性用トイレ

また、外国人にとっては和式トイレ（**Japanese style**）は使いにくいものなので、なるべく洋式トイレ（**western style**）を勧めてあげてください。

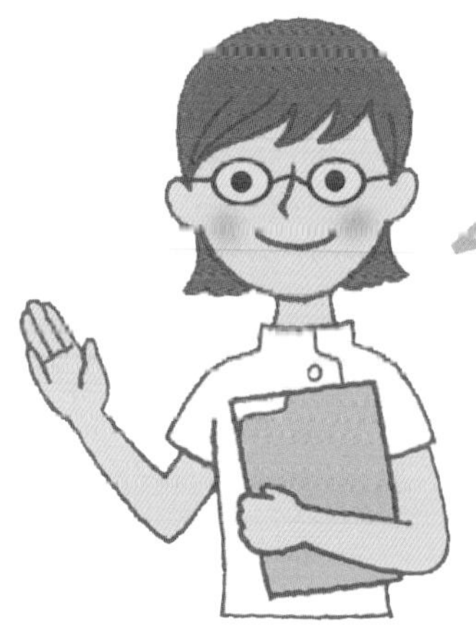

最近では、医療機関でも洋式トイレが一般的になりつつありますが、まだ和式が残っているところもあります。患者さんの生活習慣を考えた対応を心がけたいものです。

師長

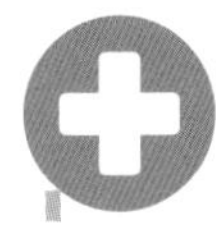

病室内のオリエンテーション

病棟内のオリエンテーションを行うときに使用される主なフレーズです。

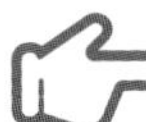
●ベッド回りのご説明をさせていただきます。
I'm going to explain about the things around the bed.

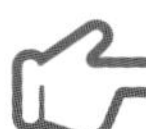
●ベッドの高さはコントローラーで変えることができます。
You can change the height of the bed using this controller.

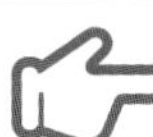
●ここを押すと電気がつきます。
When turning the light on, press this switch.

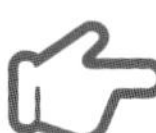
●お荷物はこのロッカーに入れてください。
Please use this locker to put your things in.

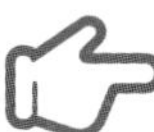
●テレビをご覧になるには、テレビカードが必要です。
If you want to watch TV, you need a TV card.

●ナースコールはここです。御用の際はこのボタンを押して呼んでください。
Here is the nurse call button. Please push it when you need our help.

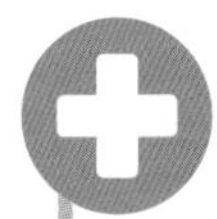

会話例（病室内のオリエンテーション）

病棟内のオリエンテーションを行うときの会話の一例です。

スタッフ **Ms.Stevens, I'm going to explain around the bed from now.**
スティーブンスさん、これからベッド回りのご説明をしますね。

患者 **OK. Please.**
お願いします。

スタッフ **This is the bed controller.**
これがベッドのコントローラーです。
You can change the height of the bed using it.
これでベッドの高さを変えられます。

患者 **Only the height?**
高さだけですか？

スタッフ **No. You can elevate only the head side or leg side up.**
頭だけとか足だけを上げることもできます。
You can see the pictures beside each button.
ボタンの横に絵が描いてありますね。

患者 **I see.**
あら本当ですね。

スタッフ **And, when turning the light on, please press this switch. Like this.**
電気をつけたい場合は、このスイッチを押してください。こんな感じです。

患者 **OK.**
わかりました。

スタッフ **You can use this locker to put your things in.**
収納にはこのロッカーをお使いください。

患者 **How do I watch TV?**
テレビを観るときはどうすればいいんですか？

スタッフ **If you want to watch TV, you need a TV card.**
テレビを観るためにはテレビカードが必要です。

患者 **Where can I get it?**
それはどこにあるんですか？

スタッフ **From the vending machine in this floor.**
病棟内にある自販機で買えます。
And also you can buy them at the store downstairs.
下の売店にも売ってますよ。

患者 **I'm going to get some later.**
あとで買ってきます。

スタッフ **Please do so.**
ぜひそうしてください。
Here is the nurse call button. Please push it when you need our help.
これがナースコールです。御用の際はボタンを押してお呼びください。

患者 **Anytime OK?**
いつでも大丈夫ですか？

スタッフ **Of course.**
もちろんです。

turn the light on ：電気をつける
vending machine ：自動販売機

▼**vending machine**：自動販売機　**the store**：売店

I'm going to buy something to drink.
(何か飲み物を買おうっと。)

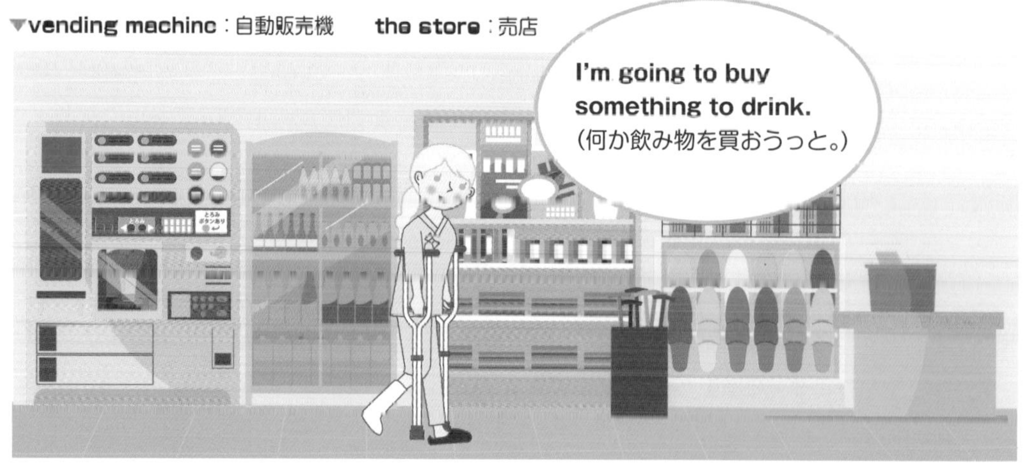

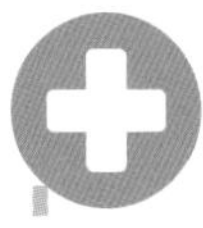

病棟ルールの説明

病棟ルールを説明するときに使用する主なフレーズです。

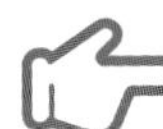

●起床時間は朝6時、消灯時間は夜10時です。
The wake-up time is 6 in the morning, and the lights-off time is 10 at night.

●食事時間は8時、12時、6時です。
The meals are served at 8, 12 and 6 o'clock.

●1日に2回から3回検温に参ります。
We take your temperature 2 or 3 times a day.

●1日のトイレの回数を伺いますので覚えておいてください。
Please memorize how many times you urinated and had a movement a day.

●シーツ交換は週1回、水曜日に行います。
The bed sheets are changed once a week on Wednesday.

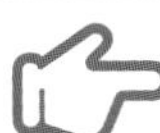

●面会時間は午後1時から8時までです。
The visiting hours are from 1p.m. to 8 p.m.

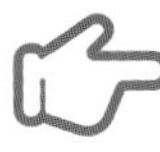

●通話はお部屋の中では控えてください。ホールにある通話スペースでお願いします。
Please do not make a phone call in the room. It is only allowed at the calling place in the hall.

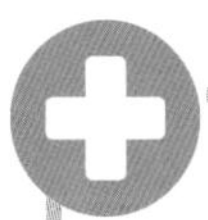

会話例（病棟ルールの説明）

病棟ルールを説明するときのやり取りの一例です。

スタッフ **I'm going to tell you about the daily life in the hospital.**
入院中の生活についてご説明します。
The wake-up time is 6 in the morning, and the lights-off time is 10 at night.
起床時間は朝6時で、消灯時間は夜10時です。

患者 **The lights-off time is so early, isn't it?**
消灯時間早すぎませんか？

スタッフ **I'm sorry. But you are in a private room, if you want to sit up a bit later, you can.**
申し訳ありません。でもここは個室なので、もう少し遅くまで起きていても大丈夫です。

患者　**That's a good news.**

それはよかった。

スタッフ　**The meals are served at 8, 12, and 6 o'clock.**

食事は8時と12時、6時に配膳されます。

患者　**Shall I go to get my meal somewhere?**

どこかに取りに行ったほうがいいですか？

スタッフ　**There's no need to do so.**

その必要はありません。

We are going to bring it to your room.

お部屋までお持ちしますので。

患者　**Thank you.**

ありがとうございます。

スタッフ　**We take your temperature 2 or 3 times a day.**

1日に2、3回検温します。

Please memorize how many times you urinated and had a movement a day.

1日のお小水とお通じの回数を覚えておいてくださいね。

患者　**Alright. I'll take a note.**

わかりました。メモしておきます。

スタッフ　**I think that's good.**

それがいいと思います。

The bed sheets are changed once a week on Wednesday.

シーツは週1回、水曜日に交換します。

患者　**What time?**

何時ごろですか？

スタッフ　**It depends. But almost during the morning.**

日によりますが、だいたい午前中です。

患者　**OK.**

わかりました。

スタッフ　**The visiting hours are from 1 p.m. to 8 p.m.**

面会時間は午後1時から午後8時までです。

You can use the hall to meet your visitors.

ご面会にはホールをお使いいただいて構いません。

患者　**Sounds good.**

それはいいですね。

wake-up time：起床時間
lights-off time：消灯時間
sit up：起きている
once a week：週1回
during the morning：午前中
visiting hours：面会時間

よくある質問に答える

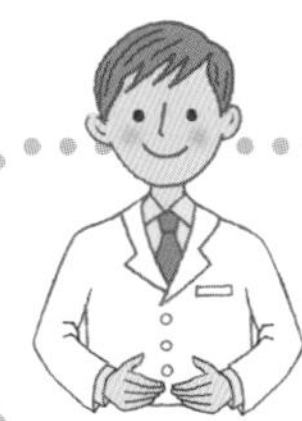

入院中の患者さんからたずねられることの多い質問と答え方について、いくつか挙げてみていきましょう。

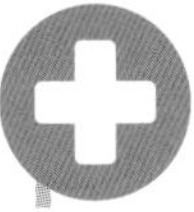

よくある質問の例

患者さんから質問されることの多いフレーズと、主な回答です。

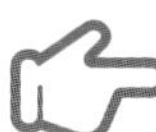

●この点滴は何時ごろ終わりますか。

What time does this drip finish?

➡**It will finish about 7 p.m.**

7時ごろ終わります。

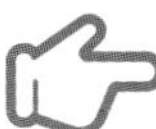

●先生からお話を聞きたいのですが。

Can I talk with the doctor to get some explanation?

➡**Of course. The doctor is coming soon.**

承知しました。医師はじきに参ります。

➡**He is in the operation now, so after that he is coming to see you.**

今手術中なので、終わりましたら伺うことができます。

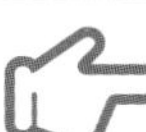

●入院費はだいたいいくらくらいですか？

How much is the approximate cost of hospitalization?

➡**Let me confirm with the person in charge.**

担当者に確認いたします。

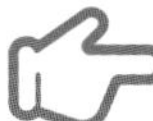

●いつからお風呂（シャワー）に入れますか。

From when can I take a bath (shower)?

➡**You can take a bath (shower) after the stitch removed.**

抜糸したら入れます。

➡**A week from the operation.**

手術の1週間後です。

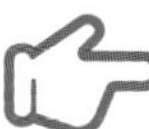
●夫に付き添うことはできますか？
Is it possible to stay in the hospital to take care of my husband?
➡**I'm afraid, but it's not allowed to stay in the hospital.**
大変恐れ入りますが、付き添いはできないことになっています。

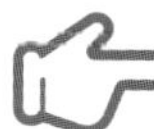
●退院はいつごろになりますか？
When can I be discharged?
➡**You can leave the hospital within 5 days.**
5日以内には退院できますよ。

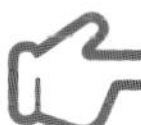
●外出（外泊）したいのですが。
I'd like to go out. (外出したいのですが)
Can I stay overnight outside the hospital? (外泊はできますか？)
➡**You need your doctor's permission to do so.**
医師の許可が必要です。
➡**I'm going to ask your doctor when he comes to this floor.**
医師が来たら確認しますね。

●食事が多いので減らしてもらえますか？
Can I have a smaller portion? This is too big for me.
➡**Yes, certainly. Would you like to have half size of this?**
承知しました。この半分くらいでしょうか？

●手術時間はどのくらいかかりますか？
How long does the surgery take?
➡**It takes about 2 hours.**
約2時間です。

●先生に旅行保険の書類を書いてほしいのですが。
I need a doctor certificate for the travel insurance in this format.
➡**Please submit this format at the reception first floor.**
この用紙を1階の受付にご提出ください。

person in charge：担当者
discharge：退院
portion：1人前の料理の量
certainly：承知しました
reception：受付

疾患別・症状別の対応

この章では、日常的に交わされるやり取りについて、
患者さんの疾患別・症状別に挙げてみていきましょう。

疾患別の対応

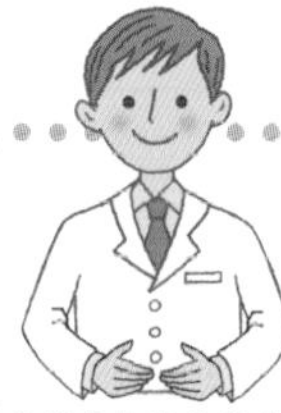

ここでは主な疾患ごとに日常的に交わされるやりとり取りについてみていきましょう。

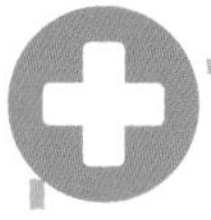

脳疾患

脳疾患の患者さんにたずねることの多い主なフレーズです。

●頭痛はありますか。
Do you have a headache?

●吐き気はしますか。
Do you feel sick (nausea)?

●目に光を当てます。少しまぶしいです。
I'm going to show you bright light.

●脚（腕）の調子はいかがですか。
How is your feet(arm) feeling?

●めまいはありますか。
Do you feel dizzy?

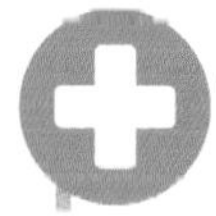

会話例（脳疾患）

脳疾患患者さんとのやり取りの　例です。

看護師　**Good morning, Mr. Jones. Did you have a good sleep?**
ジョーンズさん、おはようございます。よく眠れましたか？

患者　**Good morning. Yes, I slept quite well.**
おはようございます。結構眠れましたよ。

看護師 **Do you have a headache?**
頭痛はありますか？

患者 **Not really. I'm feeling better than yesterday.**
そうでもありません。昨日よりよくなりました。

看護師 **That's good! How about nausea? Are you still feeling sick?**
それはよかった。吐き気はどうですか？　まだ気持ち悪いですか？

患者 **Just a little.**
少しだけ。

看護師 **Alright. Can I have a look at your eyes?**
そうですか。目を見せていただいていいですか？

患者 **Sure.**
どうぞ。

看護師 **I'm going to show you bright light. Please relax. ……OK. We are done.**
目に光を当てます。ちょっとまぶしいですよ。ラクにしていてくださいね。……はい。終わりです。

患者 **How was it?**
どうですか？

看護師 **No problem. You don't feel dizzy, do you?**
問題ありません。めまいもないですよね？

患者 **No, I don't.**
ありません。

看護師 **How is your left leg feeling?**
左足の感覚はいかがですか？

患者 **It still doesn't move as I expected. And it's asleep as well.**
まだ思うように動きません。しびれもあります。

看護師 **Do you feel anything? (with touch)**
これは感じますか？（足に触れながら）

患者 **A little. Feeling weird.**
少し。変な感じがします。

看護師 **Thank you. Let's work hard at rehabilitation.**
ありがとうございました。リハビリ頑張りましょうね。

患者 **I'll do my best.**
頑張ります。

feel sick (nausea)：吐き気がする
➡一般的にはsickを使うと、日本語の「気持ちが悪い」という意味になります。
dizzy：めまい（地面がフワフワするタイプのもの）
➡回転性のめまいは「**vertigo**」という医療用語がありますが、一般的には使用されません。「**The room is spinning.**（部屋が回っている）」などと表現されます。
slept：sleep（眠る）の過去形
just a little：ちょっと、少し
have a look at～：～を見る
my leg is asleep：足がしびれている➡「足が寝ている」と表現されています。

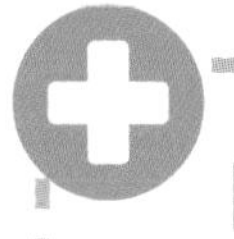

眼科疾患

眼科疾患の患者さんにたずねることの多い主なフレーズです。

●見え方はいかがですか。
How is your sight?

●点眼は1日4回行います。
Please apply the eye drops 4 times a day.

●まつげに点眼薬の先端がつかないように点眼してください。
Please apply your eye drops so that the tips of the eye drops not to touch your eyelashes.

●目やには出ますか？
Do you have any eye mucus?

●目の痛みはありますか。
Do your eyes hurt?

●手をよく洗い、他の人と同じタオルを使わないようにしてください。
Please wash your hands well and do not use the same towel with other people.

●目をこすらないようにしてください。
Do not rub your eyes.

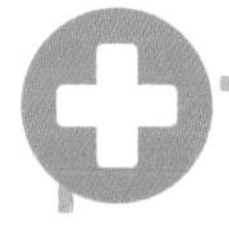

会話例（眼科疾患）

眼科疾患の患者さんとの会話例です。

●会話例①

看護師　**Ms. Smith, how is your sight after the operation?**
スミスさん、手術後の目の見え方はいかがですか。

患者　**It's a surprise. I feel like I can see anything!**
ビックリです。なんでも見えるんじゃないかと思うくらい！

看護師　**That's amazing!　I'm glad to hear that.**
それは素晴らしい！　よかったですね。
Please apply this eye drops 4 times a day.
この目薬を1日4回さしてくださいね。

患者　**OK.**
はい。

看護師　**Please apply them so that the tips of the eye drops not to touch your eyelashes.**
ノズルの先端がまつげにつかないように注意してさしてください。

患者　**I understand.**
わかりました。

●**会話例②**

看護師　**You have caught pink eye. So you can't go to school for 3 or 4 days.**
結膜炎になっていますので、3、4日は学校には行けません。

患者　**Why?**
どうしてですか？

看護師　**Because the pink eye is infective.**
結膜炎は感染するからです。

患者　**I see.**
そうなんですね。

看護師　**So you have to make sure not to use the same towel with other people. And do not rub your eyes. OK?**
他の人と同じタオルを使ってはいけません。目をこするのもやめましょう。よろしいですか？

患者　**I understand.**
わかりました。

4 times a day：1日4回
so that～：～するために、～となるように
eye mucus：目やに、眼脂

▼**4 times a day**：1日4回

回数の数え方は、2回までと3回以上では形態が異なります。1日1回は「once a day」、1日2回は「twice a day」、3回以上で「3 times a day」などとなります。

例）
How many times have you been in London?
今までに何回ロンドンに行きましたか？
I've been in London twice.
2回行きました。

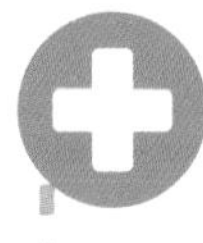

耳鼻科疾患

耳鼻科疾患の患者さんにたずねることの多い主なフレーズです。

●中耳炎になったとき、風邪をひいていましたか。
Did you have a cold when you got middle ear infection?

●強く鼻をかんだりしましたか。
Did you blow your nose so hard?

●耳だれはありますか。
Do you have any discharge from the ear?

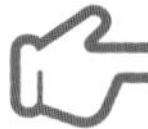

●聞こえにくさはありますか。
Do you have a difficulty hearing?

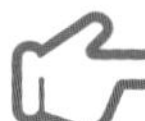

●点耳薬を１日４回点耳してください。
Please use the eardrops 4 times a day.

●鼻水が出ますか。どんな色ですか。
Does your nose running? What color is it?

●咳は出ますか。どんな咳が出ますか。湿った咳ですか、乾いた咳ですか。
Do you have a cough? What kind of cough is it? Is it a wet one, or dry one?

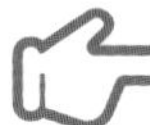

●のどの痛みはありますか。
Do you have sore throat?

▼**How to apply ear drops**：点耳のしかた

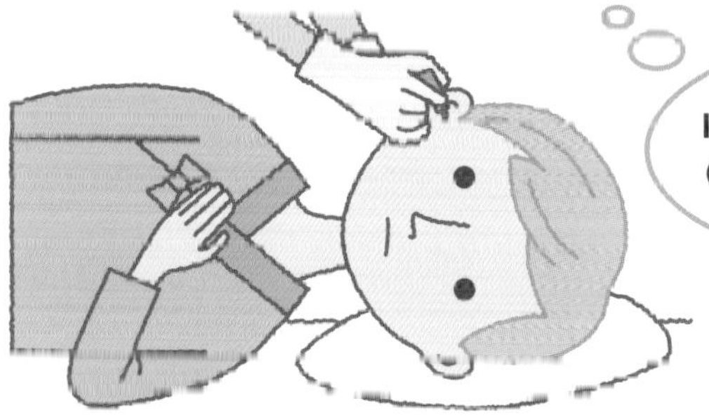

lie down on your cido.
(横向きに寝て行います。)

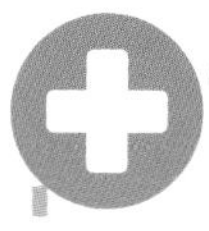

会話例（耳鼻科疾患）

耳鼻科疾患の患者さんとのやり取りの一例です。

看護師　**How is your ear?**
お耳の調子はいかがですか？

患者　**My right ear has a difficulty in hearing. The doctor told me I've got middle ear infection.**
右耳が聞こえにくいです。先生は中耳炎だと言っていました。

看護師　**Did you have a cold when you got middle ear infection?**
中耳炎になったときは風邪をひいていましたか？

患者　**Yes. When I caught a cold, I blew my nose and the ear got strange.**
そうです。風邪をひいているときに鼻をかんだら耳がおかしくなりました。

看護師　**Do you have any discharge from the ear?**
耳だれは出ますか？

患者　**Sometimes yellow fluid comes from the ear.**
時々黄色い液体が耳から出てきます。

看護師　**Alright then, these are the prescribed eardrops. Please use them 4 times a day.**
そうですか。では、こちらが処方された点耳薬です。1日4回使用してください。

患者　**You mean, in the morning, noon, at night, and before going to bed?**
それは、朝・昼・夜・寝る前ですか？

看護師　**That's right. Do you suppose you can do so?**
それで結構です。できますか？

患者　**I'll make sure to do so.**
できるように頑張ります。

discharge：「流れ出てくる」という意味があり、浸出液などを示すときに使われる。ここでは「耳だれ」の意味
difficulty (in) hearing：聞こえにくさ、難聴　**running nose**：鼻水が出ている状態
sore throat：喉の痛み　**prescribed**：処方された　**suppose**：思う、考える

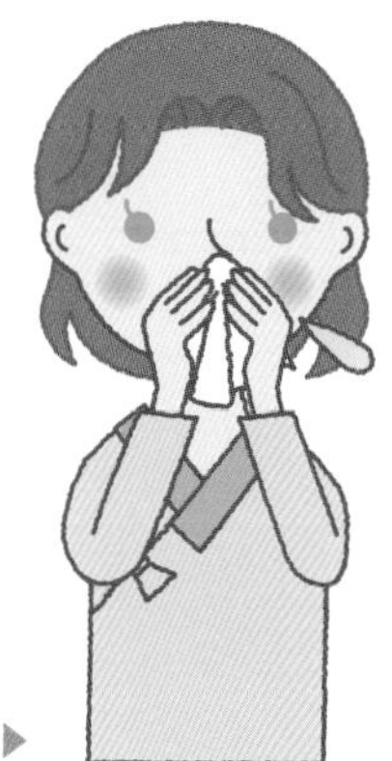

running nose：鼻水が出る状態▶

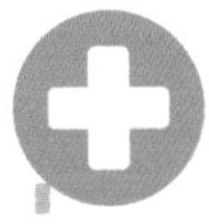

循環器疾患

循環器疾患の患者さんにたずねることの多い主なフレーズです。

- 胸の痛みや違和感はありますか。
  Do you have chest pain or feel pressure on your chest?

- 胸の痛みはどんなときに起きますか。
  When do you feel chest pain?

- その痛みはどのくらい続きますか。
  How long does the pain last?

- 心臓がドキドキする感じがありますか。
  Do you feel your heart pounding?

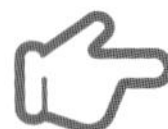

- だるさを感じることはありますか。
  Do you feel dull?

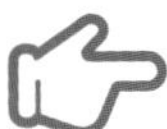

- 息苦しさはありますか。
  Do you have any problem with breathing?

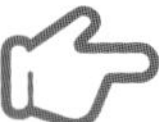

- むくんでいる感じはありますか。
  Do you feel somewhere of your body swollen?

▼**My legs are swollen!**
足がむくんでいます！

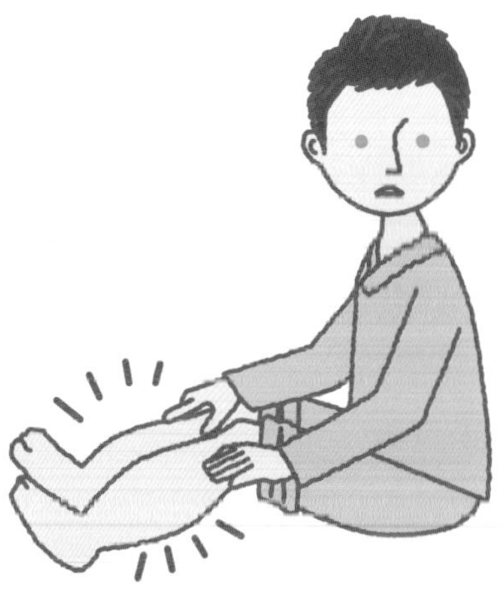

▼**My heart is pounding……**
胸がドキドキする……

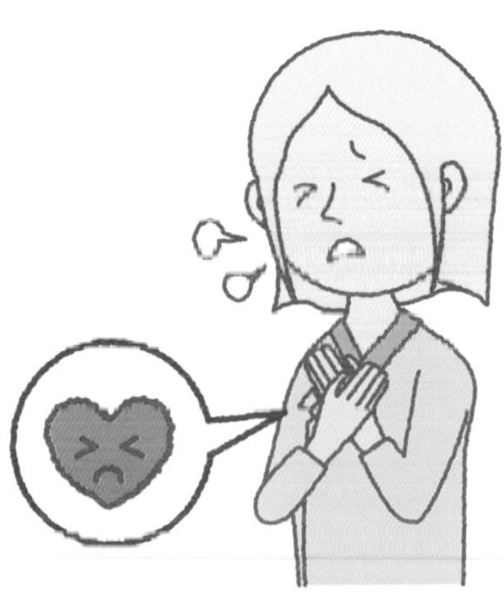

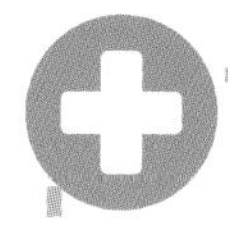

会話例（循環器疾患）

循環器疾患患者さんとのやり取りの一例です。

看護師 **Ms. Erikson, how do you feel?**
エリクソンさん、ご気分はいかがですか？

患者 **I feel sick this morning.**
今朝は気分がよくありません。

看護師 **Do you have chest pain or feel pressure on your chest?**
胸の痛みや重苦しさはありますか？

患者 **I feel pressure a little.**
重苦しい感じが少しあります。

看護師 **Do you have any problem with breathing?**
息苦しさはありますか？

患者 **It's hard to breathe when I walk to the ladies'.**
トイレまで歩くと息が苦しくなります。

看護師 **Let me have a look at your foot.**
足を見せていただきますね。
It seems swollen, doesn't it?
むくんでいる感じがしませんか？

患者 **I agree with you. My legs feel heavy.**
そう思います。足が重い感じがします。

看護師 **Do you think you urinate enough?**
尿量は十分に得られていますか？

患者 **I think so. Because of the medication, I went to the ladies' 3 times last night.**
そう思います。薬を飲んでいるので、昨夜も3回もトイレに行きました。

看護師 **That's hard. If you don't mind, please call us to take you to the restroom by wheelchair.**
それは大変ですね。よろしければ車椅子でトイレまでお連れしますので、ナースコールで呼んでください。

患者 **Thank you so much. Maybe I will.**
ありがとうございます。そうさせていただくと思います。

feel pressure on one's chest：胸に圧迫感がある
last：この場合は「続く」という意味
the ladies'：女性トイレのこと
have problem with ～ ：～に問題がある
swollen：むくむ

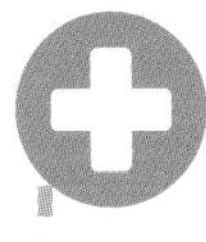

消化器疾患

消化器疾患の患者さんにたずねることの多い主なフレーズです。

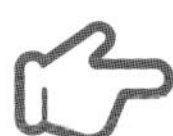

●胃の痛みはどんなときに起きますか。
What causes the stomachache?

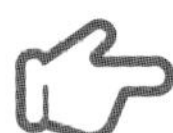

●吐き気はありますか。
Do you feel sick?

●便の色は正常ですか。
Is the color of your feces different from usual?

●消化のよいものを食べるようにしましょう。
Please have food which is easy on your stomach.

●嘔吐はありましたか。
Did you throw up?

●1日に何回くらい下痢していますか。
How many times did you have diarrhea?

●水分は摂れていますか。
Are you taking enough water?

●お腹が張っている感じはしますか。
Do you feel your stomach bloating?

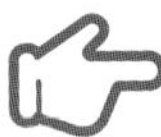

●お腹の音を聴きますね。
We are going to listen to your bowel sound.

easy on your stomach：お腹に優しい、消化のよい
stomach bloating：お腹が張っている
bowel：腸
room temperature：室温、常温

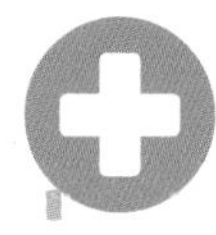

会話例（消化器疾患）

消化器疾患のある患者さんとのやり取りの一例です。

看護師 **How do you feel? Does your stomach still ache?**
お加減はいかがですか？　まだお腹は痛みますか？

患者 **Yes, it does. But it's getting better than before.**
はい。でもだいぶよくなりました。

看護師 **Seems good. How many times did you throw up?**
いいですね。何回くらい嘔吐しましたか？

患者 **About 4 times or so.**
4回くらいです。

看護師 **Has the diarrhea stopped?**
下痢は止まりましたか？

患者 **Well ……I think so.**
えーっと……多分。

看護師 **What time was the last one?**
最後に出たのはいつですか？

患者 **Last night. About 7?**
昨夜です。だいたい7時くらい？

看護師 **When does your stomach ache get stronger?**
お腹の痛みが強くなるのはどんなときですか？

患者 **When I drink water or something.**
水とか何かを飲んだときです。

看護師 **You better drink hot water than cold water for your stomach.**
冷たい水よりお湯のほうがお腹に優しいですよ。

患者 **I usually drink room temperature water. Isn't it OK?**
普段は常温の水を飲んでいるんですが、それではだめですか？

看護師 **It's not bad. But hot water is much better.**
悪くはないです。でもお湯のほうがもっといいですよ。

患者 **I'll try.**
そうします。

看護師 **We are going to listen to your bowel sound. Please lift your shirt up.**
これからお腹の音を聞きます。シャツの裾を上げていただけますか？

患者 **OK.**
はい。

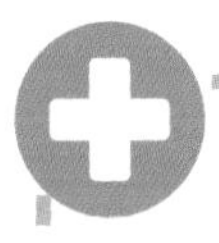

呼吸器疾患

呼吸器疾患の患者さんにたずねることの多い主なフレーズです。

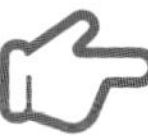

●咳がひどく出ますか？
Do you have a terrible cough?

●息苦しい感じはありますか？
Do you have difficulty in breathing?

●痰はたくさん出ますか？
Are you coughing up phlegm a lot?

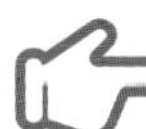

●熱は何度ありましたか？
What is your temperature?

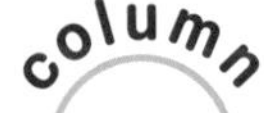

takeとbring の違い

「持っていく」「持ってくる」と表現したいとき、英語では2つの動詞を使い分けます。

●**持っていく**：take

I'm going to take some homemade pie to the party.

➡パーティに手作りのパイを持っていくね。

●**持ってくる**：bring

Could you bring some beer you like?

➡お好きなビールを持ってきてくださいますか。

自分のいるところから別のどこかに何か（もしくは誰か）を持っていくときには「**take**」を、自分のいるところに何か（あるいは誰か）がやってくる場合には「**bring**」を使うと考えると覚えやすいでしょう。

I：自分

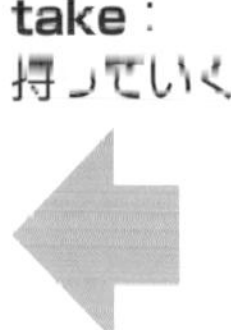

take：
持っていく

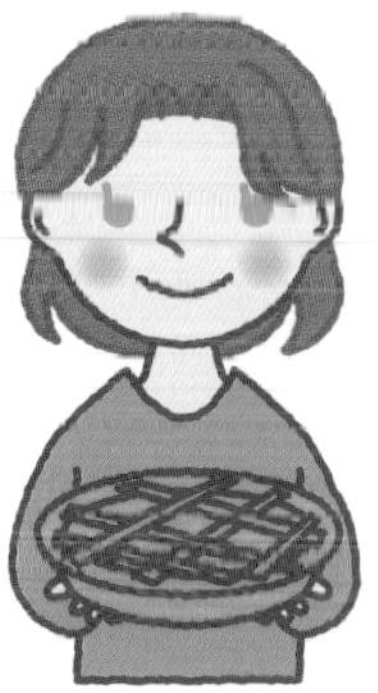

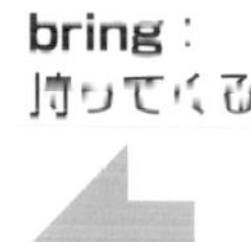

bring：
持ってくる

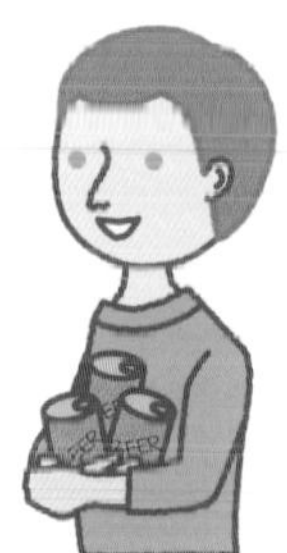

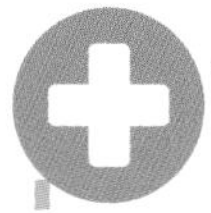

会話例（呼吸器疾患）

呼吸器疾患の患者さんとのやり取りの一例です。

看護師 **Ms. Norman, we are going to check your body temperature.**
ノーマンさん、検温しますね。

患者 **OK.**
はい。

看護師 **How do you feel now?**
ご気分はいかがですか。

患者 **Not so bad.**
悪くはないです。

看護師 **Do you have a terrible cough?**
咳がひどく出ますか。

患者 **Before I fall asleep, I sometimes get terrible cough in the bed.**
寝る前にベッドの中でひどい咳が出ることがあります。

看護師 **Sorry to hear that. Are you coughing up phlegm a lot?**
それはつらいですね。痰もたくさん出ますか？

患者 **Quite a lot.**
結構たくさん出ます。

看護師 **What color is the phlegm?**
痰はどんな色ですか？

患者 **Yellowish one.**
黄色っぽいです。
……Oh, I heard the beep.
あ、（体温計の）音がしました。

看護師 **What is your temperature?**
何度でしたか？

患者 **It's 37.2℃.**
37.2℃です。

看護師 **You have a slight fever. Please take care.**
微熱がありますね。大事にしてください。

患者 **Thank you.**
ありがとうございます。

看護師 **Shall I bring an ice pillow for you?**
氷枕をお持ちしましょうか？

患者 **Yes please.**
お願いします。

terrible：ひどい　**slight fever**：微熱
coughing up：咳をして痰を出すという意味
beep：体温計などの「ピピピ！」という音、ブザー音

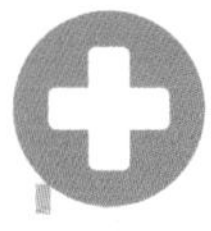

運動器疾患

運動器疾患の患者さんにたずねることの多い主なフレーズです。

●傷は痛みますか？
Does the wound hurt?

●手術したほうの足にはまだ荷重をかけないでください。
Please don't put your weight on the operated leg.

●足の具合はいかがですか？
How is the leg?

●痛みはいかがですか？
How is the pain?

●足を安静に保ってください。
Please keep your leg at rest.

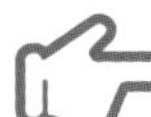

●足（の患部）を冷やしていてください。
Please keep cooling your leg.

▼**Don't put your weight on the leg.**
体重をかけてはいけません。

▼**Let's keep cooling.**
冷やしましょう。

I walk on crutches.
（松葉杖を使って歩きます。）

I need to cool my knee.
（膝を冷やしておかなくっちゃ。）

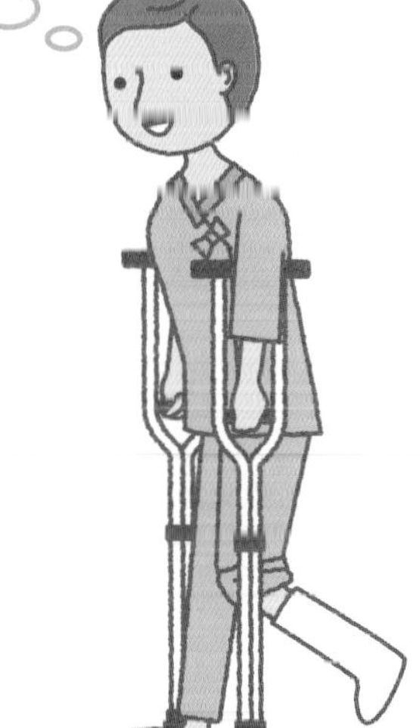

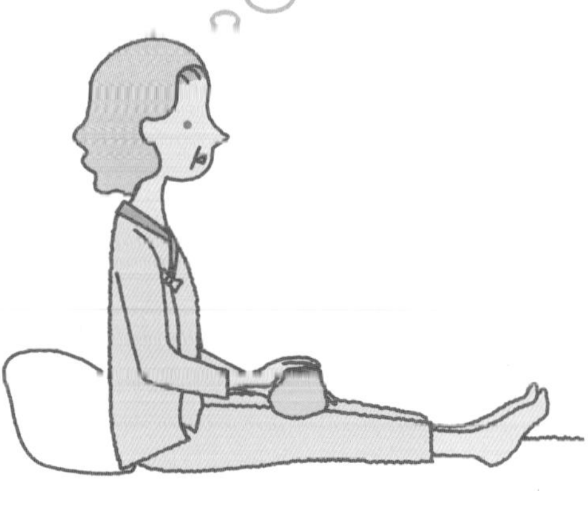

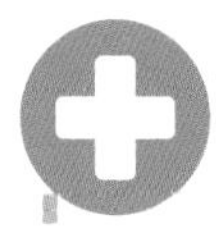

会話例（運動器疾患）

運動器疾患の患者さんとのやり取りの一例です。

看護師 **Good morning, Ms. Martin. How do you feel today?**
おはようございます、マーティンさん。今朝のご気分はいかがですか？

患者 **Good morning. I'm feeling very nice.**
おはようございます。とても気分がいいです。

看護師 **That's good. How is the leg?**
それはよかった。足の具合はいかがですか。

患者 **I can now bend the leg like this.**
今ではこんなに曲がるようになりましたよ。

看護師 **Excellent! Does the wound hurt?**
素晴らしい！　傷は痛みますか。

患者 **It does when I scratch it, but now It's getting better than before.**
引っかいたりしたときは痛みますが、前よりだいぶよくなってきています。

看護師 **OK. But please make sure not to put your weight on the operated leg.**
そうですか。でも手術したほうの足には体重をかけないように注意してくださいね。

患者 **Yes, I know. You don't have to worry about it.**
わかってますよ、ご心配には及びません。

看護師 **When you go to the ladies' or somewhere else, please call us by pushing this nurse call.**
トイレや別のどこかに行きたい場合は、ナースコールを押して呼んでくださいね。

患者 **OK. I will.**
はい、そうします。

wound：傷
put one's weight on ～：～に体重をかける、荷重をかける
at rest：休ませる、安静にする

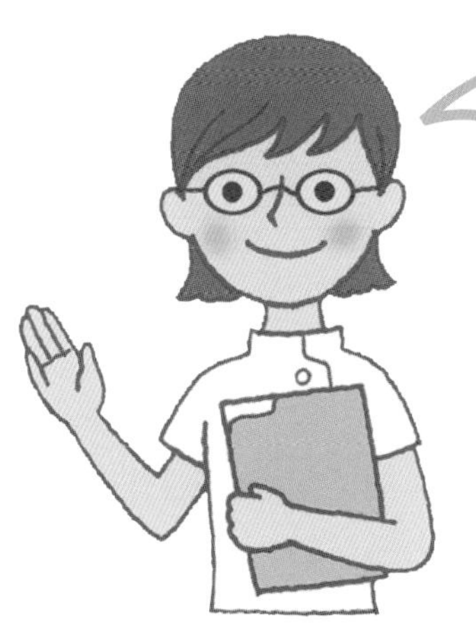

at restは「動かないでいる」「止まっている」という意味なので、局所安静を促すときに使えるんですね。

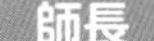

熱が出ていたりして床上安静が必要な場合は、「stay in bed」となります。

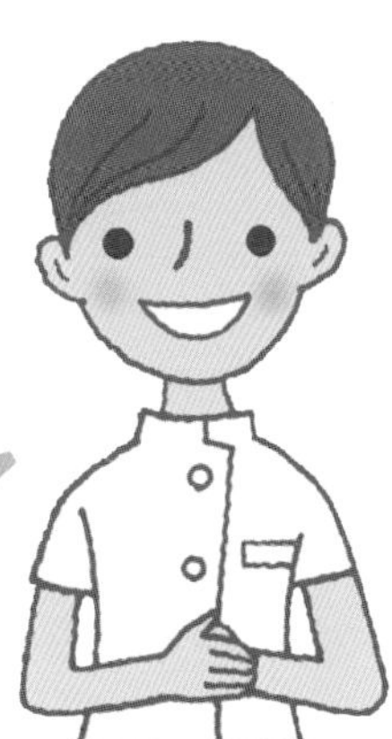

ベテラン

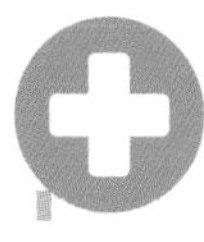

泌尿器疾患

泌尿器疾患の患者さんにたずねることの多い主なフレーズです。

- 排尿するときに痛みを感じますか？
  Do you feel any pain when you urinate?

- 残尿感はありますか？
  Do you feel that you haven't completely emptied your bladder after urination?

- トイレに行きたいと思ったらすぐに行かないと、間に合わないことがありますか？
  Is it difficult for you to hold urine when you get the urge to go?

- 尿の色の変化はありますか？
  Does the color of the urine different from usual?

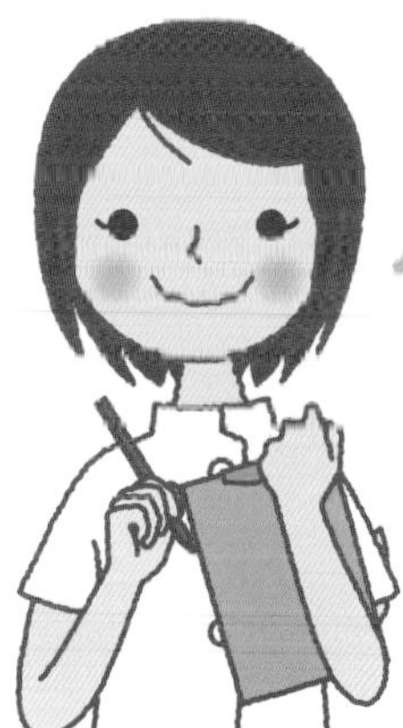

先輩

診断がついていて病名がわかっている場合は、観察項目に沿った質問をするとよいでしょう。

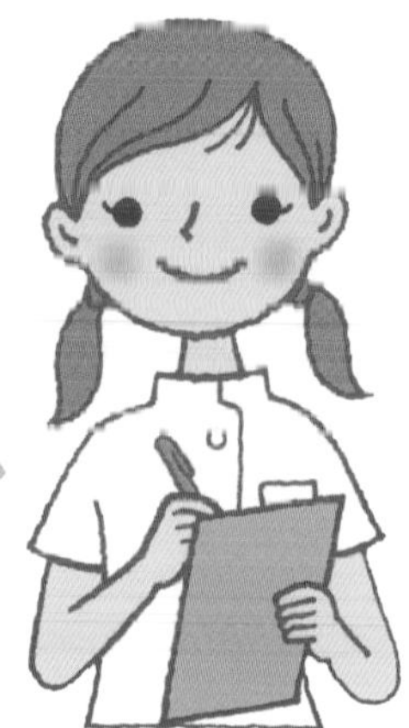

新人

主に入院中の患者さんとやり取りするときなどに使えまえすね。

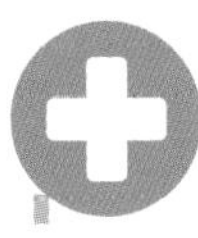

会話例（泌尿器疾患）

泌尿器疾患の患者さんとのやり取りの一例です。

看護師　**According to the result of your urine test, you have bladder infection.**
尿検査の結果、膀胱炎にかかっているようです。
Do you feel any pain when you urinate?
排尿するときに痛みますか？

患者　**Yes, I feel pain especially at the end of urination.**
はい。特に終わりごろに痛みを感じます。

看護師　**I see. Is it difficult for you to hold urine when you get the urge to go?**
なるほど。トイレに行きたいと思ったら我慢できなくなりますか？

患者　**I can hold it, but I feel like to go to the restroom again just after urination.**
我慢はできますが、行ったばかりなのにまたすぐにトイレに行きたくなってしまいます。

看護師　**That is the one of typical symptoms of bladder infection.**
それは膀胱炎の典型的な症状のうちの1つです。

患者　**Right.**
そうなんですね。

看護師　**Then, after the urination, do you feel that you haven't completely emptied your bladder?**
そうすると、排尿したあとで残っている感じがありますか？

患者　**Yes, yes. Exactly.**
はい、そうです、まさに。

看護師　**How is the color of the urine? Does it different from usual?**
尿の色はどうですか？　普段と違いますか？

患者　**I think it's a little whitish than usual.**
普段より少し白っぽいような気がします。

according to ～：～によると
bladder：膀胱
at the end of～：～の終わりに、～の最後のほうに
urination：排尿
hold urine：排尿を我慢する
urge to ～：～をしたいと（強く）思う。この場合、「トイレに行きたいと思ったらすぐ」という意味合い
typical：典型的な

症状別の対応

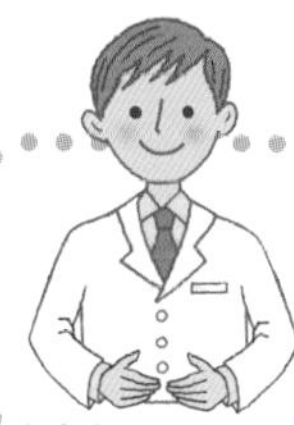

ここでは主な症状ごとに日常的に交わされるやり取りについてみていきましょう。

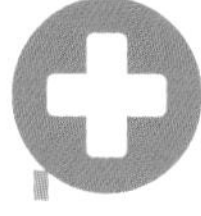

頭痛

頭痛を訴える患者さんにたずねることの多い主なフレーズです。

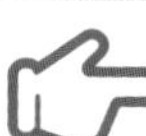

● どのようなときに頭痛は起きますか。
When do you feel headache?

● どのような種類の痛みですか。ズキズキするとか、ガンガンするとか。
What kind of pain is it? Is it throbbing or splitting?

● どのあたりが痛みますか？
Which part does it hurts?

● 手や足のしびれや感覚異常はありますか？
Do you feel numbness or strange feeling of your arms or legs?

● 手足が動きにくいという症状はありますか？
Do you have any difficulties in moving your limbs?

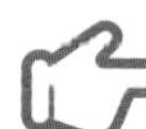

● めまいや吐き気はありますか？
Do you have dizziness or sickness?

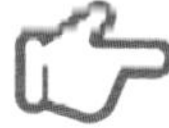

● ろれつが回らない、言葉が出にくいということはありますか？
Do you feel you can't talk properly or can't think of the word?

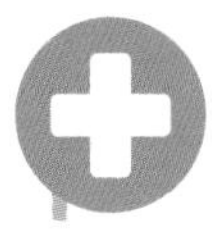

会話例（頭痛）

頭痛を訴える患者さんとのやり取りの一例です。

看護師 **Mr. Brown, how are you feeling?**
ブラウンさん、ご気分はいかがですか。

患者 **I feel a little dizzy. But I'm OK.**
少しめまいがしますが、大丈夫です。

看護師 **That's good. May I ask you some questions now?**
よかった。少しお話しを伺ってもよろしいですか？

患者 **Sure.**
もちろんです。

看護師 **When do you feel headache?**
どんなときに頭痛が起きますか。

患者 **Mainly in the morning. But sometimes during the daytime or before going to bed.**
主に朝です。でもたまに日中や夜寝る前のこともあります。

看護師 **What kind of pain is it?**
そんな痛みですか。

患者 **It lasts for long time and sometimes doesn't stop even if I take painkillers.**
結構長く続いて、時々痛み止めも効かないほどです。

看護師 **Is the pain throbbing or splitting or ……?**
ズキズキする感じですか、それともガンガンする感じですか。

患者 **It's throbbing.**
ズキズキする感じです。

看護師 **Where does it hurt?**
どのへんが痛みますか。

患者 **Whole of my head.**
頭全体です。

看護師 **That must be painful.**
それはお辛いですね。
Do you feel numbness or strange feeling in your arms or legs?
腕や足がしびれたり、違和感があったりしますか。

患者 **I don't feel anything bad.**
いいえ。そういったことは感じません。

看護師 **How about moving? Don't you have any difficulties in moving your limbs?**
動きはいかがですか。手足の動きにくさはありませんか。

患者 **No, I don't.**
ありません。

看護師 **Good. Then, do you have sickness?**
よかった。では、吐き気はどうですか。

患者　**Sometimes I feel sick when my headache is quite heavy.**
頭痛がひどいときなんかは、時々気持ち悪くなります。

看護師　**Alright. Thank you.**
わかりました。ありがとうございます。

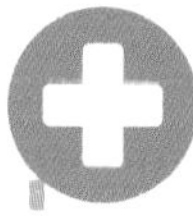

めまい（眩暈）

めまいを訴える患者さんにたずねることの多い主なフレーズです。

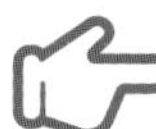

●ぐるぐる回る感じがしますか、それとも地面がふわふわする感じがしますか？
Do you feel like spinning or dizzy?

●目を開けたときだけめまいがしますか？
Do you feel dizzy only while your eyes are open?

●どういうときにめまいは起きますか。動いているときだけですか。それとも動いていないときもですか？
When do you feel dizziness? Only while you are moving, or also when you are not moving?

●激しい頭痛や吐き気はありますか？
Do you have terrible headache or sickness?

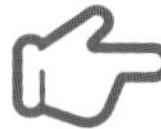

●手足の動かしにくさはありますか？
Do you feel you can't move your limbs properly?

●耳鳴りや難聴はありますか？
Do you have ringing in the ear or plugged ear?

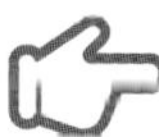

●強いストレスを感じますか？
Are you stressing out?

limb：肢、手足
ringing in the ear：耳鳴り
➡厳密には「耳鳴り」という単語はなく、「耳の中が鳴っている」と表現されます。
stressed out：強いストレスを感じている状態
➡**get stressed**でもストレスを感じているという意味になります。
plugged ear：耳閉感
➡直訳すると「耳に栓がされている」という意味です。

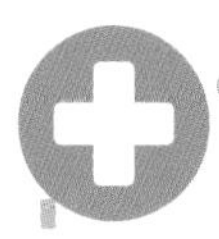

会話例（めまい：眩暈）

めまいを訴える患者さんとのやり取りの一例です。

看護師　**Ms. Stevens, are you alright?**
スティーブンスさん、大丈夫ですか？

患者　**I'm not feeling very well.**
気分がよくないです。

看護師　**Do you feel like spinning or dizzy?**
目が回る感じがしますか。それともふわふわするめまいですか。

患者　**I feel dizzy.**
めまいのほうです。

看護師　**Not spinning?**
目が回る感じではないですか？

患者　**No.**
違います。

看護師　**Do you feel dizzy only while your eyes are open?**
目を開いているときだけめまいを感じますか？

患者　**I also feel dizzy when my eyes are closed, but it's better than when they are open.**
目を閉じていてもめまいを感じますが、開いているときよりましです。

看護師　**When do you feel dizziness? Only while you are moving, or also when you are not moving?**
どんなときにめまいを感じますか。動いたときだけですか、それとも動いていないときもですか。

患者　**It's harder when I'm moving than when I'm not moving.**
動いていないときよりも動いているときのほうがつらいです。

看護師　**Alright. Do you have ringing in the ear or plugged ear?**
わかりました。耳鳴りや耳閉感はありますか。

患者　**No, I don't think so.**
いいえ、大丈夫だと思います。

看護師　**Don't you feel you can't move your limbs properly?**
手足が動きにくいということはありませんか。

患者　**No.**
いいえ。

看護師　**That's good.**
それはよかったです。

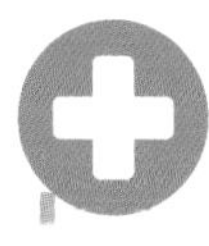

呼吸困難感

呼吸困難感を訴える患者さんにたずねることの多い主なフレーズです。

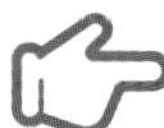

● 息苦しさはどんなときに感じますか。
When do you have difficulty breathing?

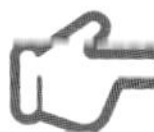

● 息が吸えない感じですか、それとも吐けない感じですか。
Which do you feel, you can't breathe in or can't breathe out.

● 痰は出ますか？　どんな痰ですか？
Do you cough up phlegm? How does it look like?

● 尿は1日にどれくらい出ていますか。いつもそのくらいですか。
How many times do you urinate a day? Is that normal for you?

● 横になっているよりも起き上がったほうが呼吸が楽ですか。
Is it better sitting rather than lying to breathe comfortably?

breathe in／bleathe out：息を吸う／息を吐く
➡ **inhale／exhale**でも、息を吸う／吐くという意味になります。
phlegm：痰　**cough up phlegm**：痰が出る
➡ **sputum**は喀痰という意味で、より医学用な言葉です。一般にはphlegmのほうをよく使います。
better～ rather than…：～のほうが…よりいい
yellowish：黄色っぽい
➡ 色の名前に「ish」をつけると、「～っぽい」という意味になります。
reddish：赤っぽい　**greenish**：緑がかった
less than ～：～より少ない　**I think so**：そうだと思う

▼have difficulty bleathing：息が苦しい

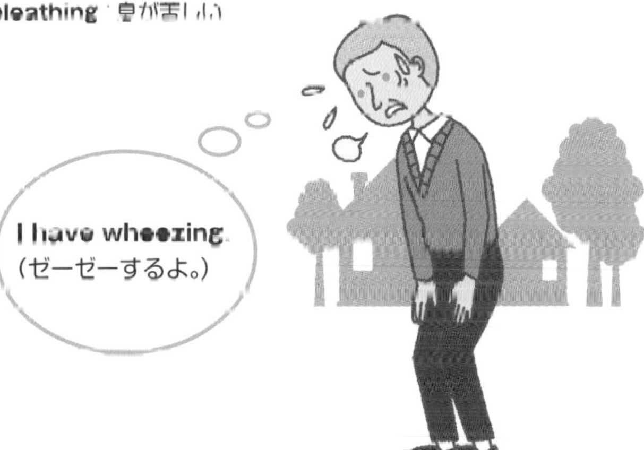

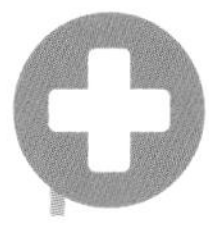

会話例（呼吸困難感）

呼吸困難感を訴える患者さんとのやり取りの一例です。

看護師 **Mr. Jones, are you OK?**
ジョーンズさん、大丈夫ですか。

患者 **It's hard to breathe.**
息が苦しくて。

看護師 **Is it better sitting rather than lying to breathe comfortably?**
座っていたほうが横になっているより息が楽ですか。

患者 **Yes. I think so.**
はい、そんな感じです。

看護師 **You will be OK. Take a deep breath two or three times.**
大丈夫ですよ。2、3回深呼吸しましょう。

患者 ……**OK. I'm fine.**
OK、大丈夫です。

看護師 **Which do you feel, you can't breathe in or can't breathe out.**
息が吸えない感じか、それとも吐けない感じか、どちらですか。

患者 **I can't inhale.**
吸えない感じです。

看護師 **I see. Do you cough up phlegm?**
わかりました。痰はいかがですか。

患者 **Yes.**
出ます。

看護師 **How does it look like?**
どんな痰ですか。

患者 **Yellowish and quite sticky.**
黄色くて粘っこいものです。

看護師 **A lot?**
たくさん出ますか。

患者 **Yes. Quite a lot.**
結構出ます。

看護師 **When do you have difficulty breathing?**
どんなときに息が苦しくなりますか。

患者 **I always have difficulty breathing, but especially after I move and cough up.**
いつも苦しいんですけど、特に動いたあとや咳き込んだあとが苦しいです。

看護師 **I see. How about your urine?**
なるほど。尿についてはいかがですか。
How many times do you urinate a day?
1日に何回くらい排尿しますか。

患者　**About 4 times.**

だいたい4回くらいです。

看護師　**Is that normal for you?**

それはあなたにとって普通ですか。

人によって1日の排尿回数には違いがあるから、普段とどのくらい差があるのかたずねる必要がありますね。
師長

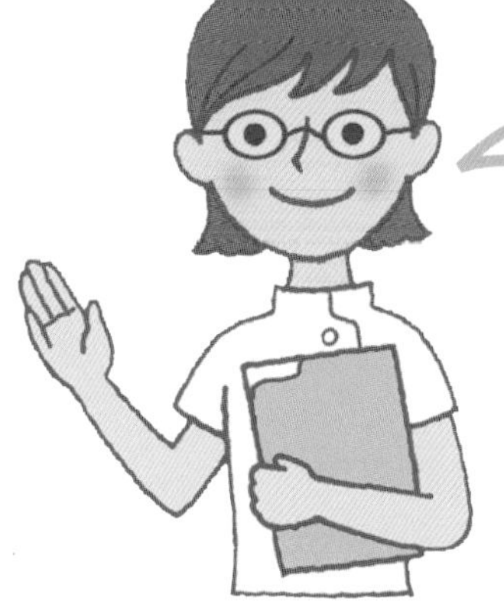

患者　**I usually go to the restroom about 7or 8 times a day.**

普段は1日に7、8回トイレに行きます。

看護師　**Then, 4 times are less than usual.**

それでは4回は少ないということですね。

患者　**I think so.**

そう思います。

看護師　**Alright.**

わかりました。

体温とか血圧とかの値についてたずねるときも「Is that normal for you?」は使えますね！
新人

I'm so relieved because the nurses are very caring
(看護師さんたちがとても親切にしてくれて、安心しているよ。)
患者さん

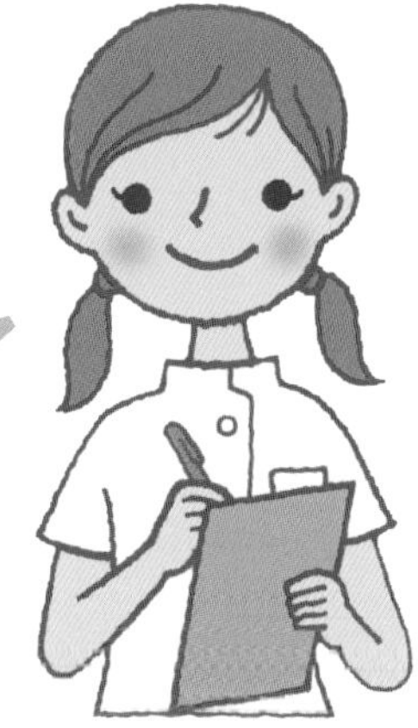

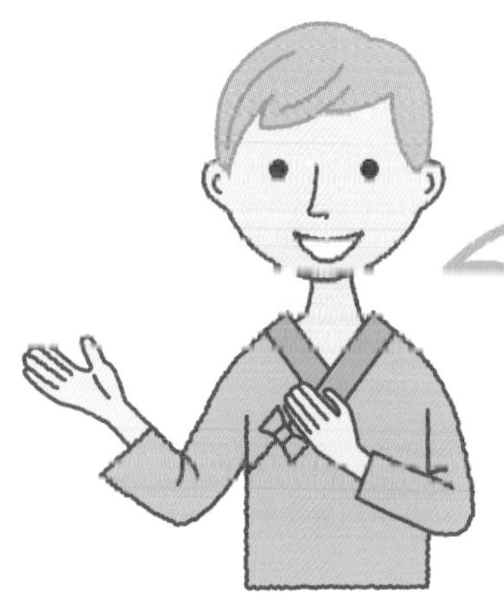

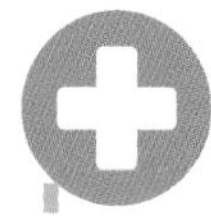

腹痛

腹痛を訴える患者さんにたずねることの多い主なフレーズです。

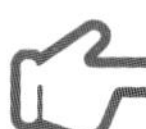
●お腹のどのあたりが痛みますか？
Where exactly is the pain?

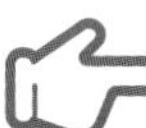
●どんなふうに痛みますか？
What kind of pain is it?

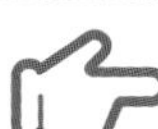
●どんなときに痛みますか。食後ですか、それとも空腹のときですか？
When do you have the pain? After eating something or when you are hungry?

●下痢や嘔吐はありましたか？
Did you have diarrhea or throwing up?

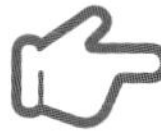
●お通じは出ていますか。どんなお通じですか？
Do you have a bowel movement? How does it look like?

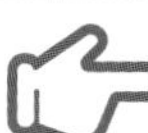
●排ガスはありますか？
Do you pass wind?

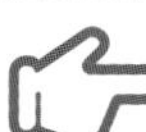
●妊娠の可能性はありますか？
Is there any possibility that you are pregnant?

what kind of～：どんな種類の、どんな感じの
➡細かい様子をたずねたいときに、あらゆる場面で使えます。
bowel movement：お通じ
➡直訳すると「腸の動き」。腸が動くとお通じが出るという意味から。
pass wind：排ガス
➡直訳すると「風が通る」。「おなら」と直接言わず、間接的な表現にしています。
row：生の
➡**row fish**：生魚。寿司は「**sushi**」とそのまま表現されます。

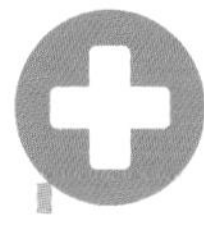

会話例（腹痛）

腹痛を訴える患者さんにたずねることの多い主なフレーズです。

看護師　**I'd like to ask you some questions. Is that OK?**
お聞きしたいことがありますが、よろしいですか。

患者　**Sure.**
はい。

看護師　**You have a stomachache, right?**
腹痛があるんですね。

患者　**Yes.**
そうです。

看護師　**Where exactly is the pain?**
どこが痛みますか。

患者　**Around here.**
このあたりです。

看護師　**What kind of pain is it?**
どんな痛みですか。

患者　**Acute and stabbing one.**
急に始まった鋭い痛みです。

看護師　**Did you have diarrhea or throwing up?**
下痢や嘔吐はありますか。

患者　**I threw up twice last night, but had no diarrhea.**
昨夜2回吐きましたが、下痢はしていません。

看護師　**Do you remember what you did before you had a stomachache?**
お腹が痛くなる前に何をしたか覚えていますか。

患者　**Well ……I ate sushi last night.**
ええと……昨夜お寿司を食べました。

看護師　**I see. Did you eat any row squid, salmon, mackerel, or something?**
なるほど。生のイカやサーモン、サバなどを食べましたか。

患者　**I ate some row squid.**
生のイカを食べました。

看護師　**OK.**
わかりました。

生のイカを食べて腹痛を訴えた場合、アニサキス食中毒を疑うことが多いです。

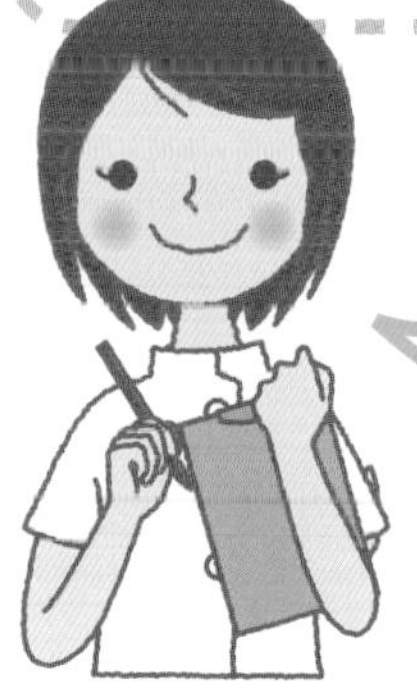

日本食がブームになっています。外国人の方も生魚を召し上がることが増えたので、注意が必要ですね。

先輩

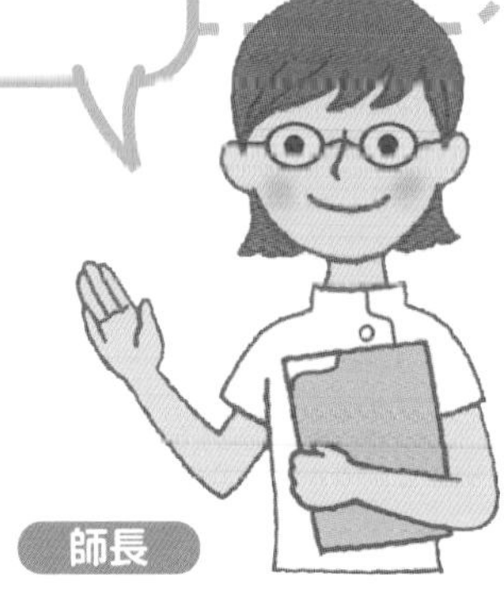

師長

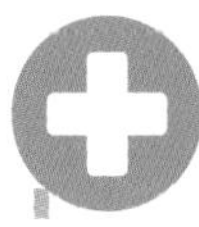

嘔気、嘔吐

嘔気、嘔吐を訴える患者さんにたずねることの多い主なフレーズです。

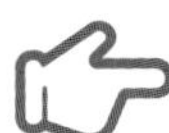

●気持ちが悪くなったきっかけに心当たりはありますか？
What do you think about the reason of your sickness?

●どのくらいの期間続いていますか？
How long have you been feeling sick?

●何回くらい吐きましたか？
How many times have you thrown up?

●どんなときに吐き気がしますか？
When do you feel sick?

●どんなものを吐きますか？
What kind of thing do you throw up?

●吐き気は続きますか？
Does your sickness last for a while?

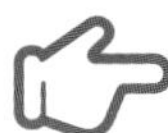

●下痢もしていますか？
Do you have diarrhea, too?

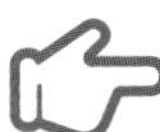

●頭痛やめまい、腹痛などのほかの症状はありますか？
Do you have any other symptoms like headache, dizziness, or stomachache?

吐気と関連する症状

▼**headache**：頭痛

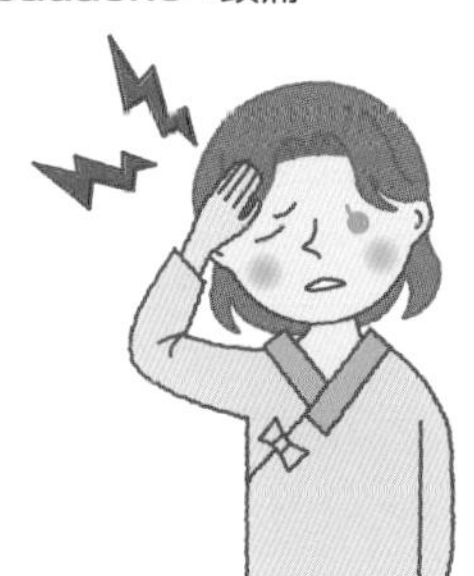

▼**dizziness**：めまい

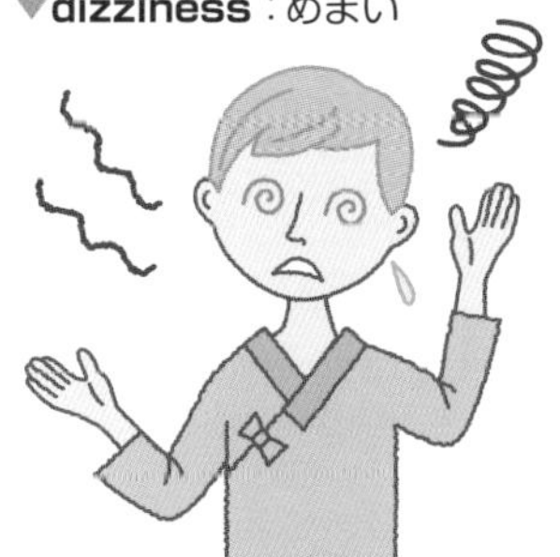

▼**stomachache**：腹痛

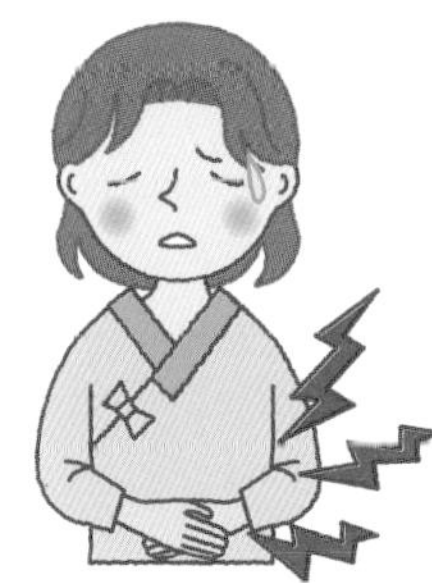

会話例（嘔気、嘔吐）

嘔気を訴えたり、嘔吐したりしている患者さんとのやり取りの一例です。

看護師　**Hello, Mr.Grant. Please let me ask you some questions about your symptom.**
こんにちは、グラントさん。症状についてお伺いしますね。

患者　**Certainly.**
どうぞ。

看護師　**What do you think about the cause of your sickness?**
吐き気の原因に心当たりはありますか。

患者　**I'm really not sure. I don't think I ate something wrong.**
あまりはっきりわからないんです。何か悪いものを食べたわけでもないですし。

看護師　**How long have you been feeling sick?**
どのくらい吐き気は続いていますか？

患者　**For about 3 days.**
3日ほどです。

看護師　**How many times have you thrown up?**
何回くらい吐きましたか。

患者　**A couple of times a day.**
一日に2、3回です。

看護師　**When do you feel sick?**
どんなときに気持ち悪くなりますか。

患者　**Well ……mostly when I'm hungry, I think.**
えーと、主にお腹がすいているときだと思います。
Especially in the morning.
特に朝ですね。

看護師　**What kind of thing do you throw up?**
どんなものを吐きますか。

患者　**Some yellow liquid. Sometimes bubbles in there.**
黄色い液体です。時々泡が混ざっています。

看護師　**I see. Does your sickness last for a while?**
なるほど。吐き気はしばらく続きますか。

患者　**No. After I eat something, it disappears.**
いいえ。何か食べると症状はなくなります。

sickness：吐き気
➡**sickness**には単に「病気」という意味もあります。
feel sick：吐き気を感じる／気持ち悪い
certainly：もちろん、きっと（p.29コラム参照）
the cause of～：～の原因
I'm not sure：よくわからない
a couple of times：2～3回

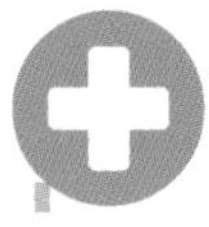

腰背部痛

腰背部痛を訴える患者さんにたずねることの多い主なフレーズです。

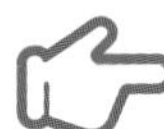

●どんなことがきっかけで背中が痛み出しましたか？
What was the cause of your back pain?

●どのような痛みですか？
What kind of pain do you have?

●どのあたりが痛みますか？
Where exactly is the pain?

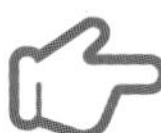

●足のしびれはありますか？
Do you feel your legs asleep?

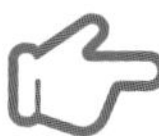

●尿の色に変化はありますか。赤っぽくなったりしていませんか？
Has the color of your urine been changed? Isn't it pink or reddish?

●吐き気などを伴いますか？
Do you feel sick, too?

▼**feeling back pain**：
腰のあたりが痛い

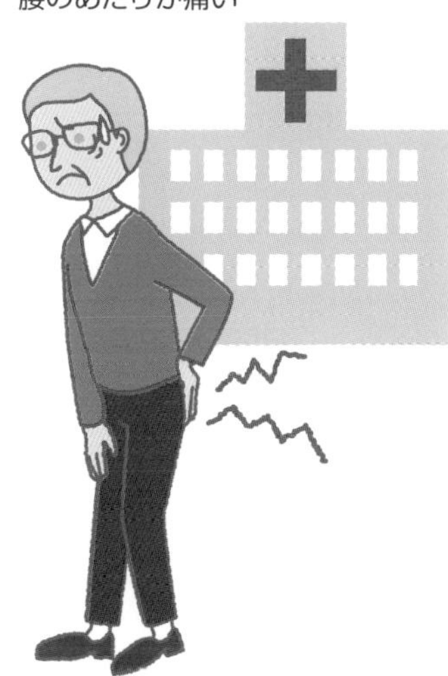

腰背部痛は内臓が原因のものと、骨や筋肉が原因のものとがありますので、状況によって質問を変える必要があります。

back pain caused by kidney：腎臓が原因の背部痛

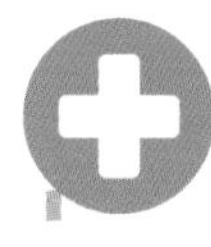

会話例（腰背部痛）

腰背部痛を訴える患者さんとのやり取りの一例です。

看護師　**Ms. Stevens, I'm going to ask you some questions. Do you feel OK?**
スティーブンスさん、これからいくつかお聞きしたいのですが、ご気分は大丈夫ですか。

患者　**I still have a pain in my back, but I can talk to you.**
まだ背中が痛いですが、話はできると思います。

看護師　**Thank you so much. It doesn't take such a long time.**
ありがとうございます。長くはかかりませんので。
What was the cause of your back pain?
背中の痛みの原因はどんなことですか。

患者　**It was 3 days ago. When I sat on a chair, I felt a pain in my back. I think the way I sat on the chair wasn't good. The seat was a little lower than I thought.**
３日前、椅子に座ったときに痛みを感じました。座り方が悪かったんだと思います。思ったより椅子が低かったんですよね。

看護師　**I see. What kind of pain do you have?**
なるほど。どんな痛みなんですか？

患者　**It stings when I move.**
動くとズキンとします。

看護師　**Where exactly is the pain?**
どのあたりが痛みますか。

患者　**Around here.**
このへんです。

看護師　**Alright. Do you feel your legs asleep?**
わかりました。足のしびれはありますか。

患者　**No, I don't.**
いいえ、ありません。

看護師　**Thank you. Now we are going to take an X-ray of your back. Shall we go?**
ありがとうございました。それではこれから背中のレントゲンを撮りに行きましょう。

such a long time：それほど長い時間
it stings when I move：動くとズキンとする
➡オノマトペや擬音語は英語ではあまり使われないため、その状態を表す動詞などを使って痛みを表現します（p.39コラム参照）。

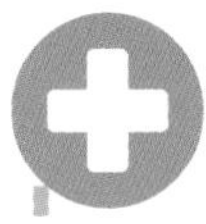

下肢痛

下肢痛を訴える患者さんにたずねることの多い主なフレーズです。

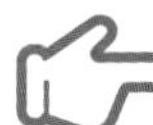
●どのあたりが痛みますか？
Where exactly is the pain?

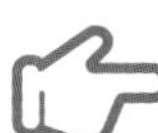
●足の痛みのきっかけはどんなことですか？
What was the cause of your leg pain?

●転んだりぶつけたりしましたか？
Did you fall down or hit your leg somewhere?

●痛むのはどんなときですか？
When does the leg hurt?

●しびれはありますか？
Do you feel your leg asleep?

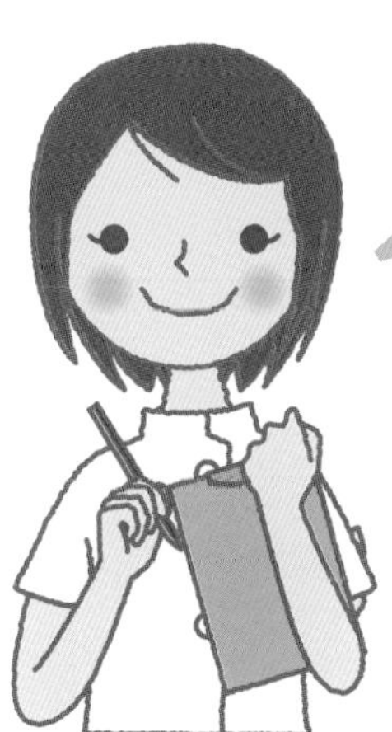

診断がついておらず、症状をもとにトリアージをする場合などは、症状から考えうる疾患を念頭に置いた質問をするとよいですね。

主に外来初診の患者さんとのやり取りに使える表現ですね。

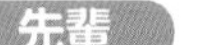

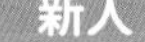

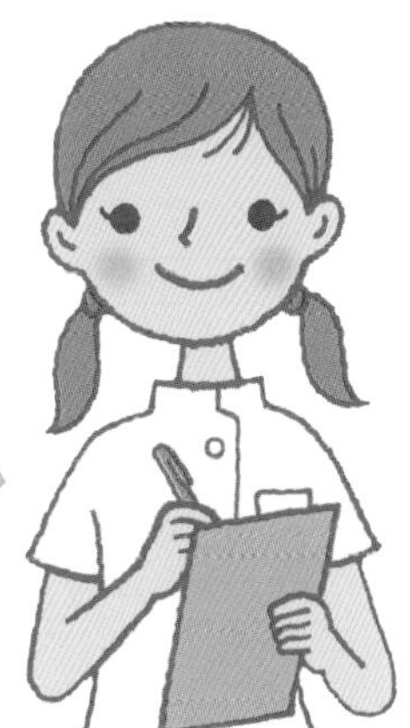

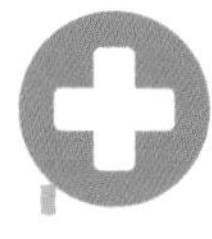

会話例（下肢痛）

下肢痛を訴える患者さんとのやり取りの一例です。

看護師　**Do you have a leg pain?**
足が痛むのですか。

患者　**Yes.**
はい。

看護師　**Which leg is it?**
どちらの足でしょう。

患者　**The left one.**
左です。

看護師　**Let me see. Oh, it seems swollen and reddish a little.**
拝見しますね。ああ、少し腫れて赤くなっていますね。
What was the cause of your leg pain?
足の痛みの原因はなんだかおわかりですか。

患者　**I'm really not sure. One day in the morning, when I woke up and started to walk, suddenly I felt strong pain in my knee.**
それがよくわからないんです。ある朝起きて歩こうとしたら、突然、膝がとても痛くなってしまって。

看護師　**Before that day, had you fallen down or hit your leg somewhere?**
その前に転んだりぶつけたりしませんでしたか。

患者　**I don't remember.**
覚えていません。

看護師　**When does the leg hurt?**
どんなときに足が痛みますか？

患者　**Always. When I move the leg, the pain gets stronger.**
いつも痛いんですが、足を動かしたときに痛みが強くなります。

看護師　**I see. Thank you so much.**
わかりました。ありがとうございました。

one day：ある日
suddenly：突然

●足の痛みに関連した英語表現

gout：痛風　**diclocation**：脱臼　**fracture**／**broken bone**：骨折
cellulitis：蜂窩織炎（ほうかしきえん）　**blister**：まめ、水疱（すいほう）　**sprain**：捻挫　**varicose**：静脈瘤
muscle pain／**sore muscle**：筋肉痛

緊急時における家族対応

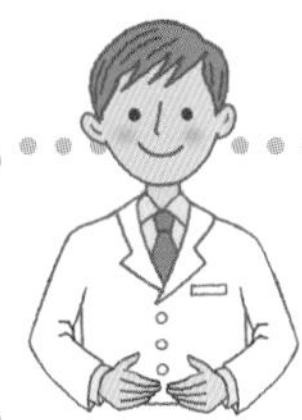

ここでは急変時などにおいて家族と対応する際のやり取りについてみていきましょう。

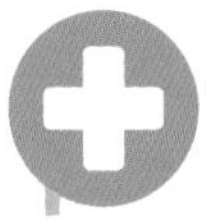

救急外来／急変時における対応

救急外来や患者急変時に使用される主なフレーズです。

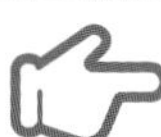

● ○○さんのご家族の方ですか？
Are you a family member of Mr./Ms.○○?

● 担当医がご主人（奥様）の病状のご説明をしますので、こちらへどうぞ。
The doctor is seeing you to explain your husband's (wife's) medical condition, please have a seat.

● ご主人はただいま処置中ですので、こちらでお待ちください。
Your husband is now under treatment, please wait for a moment.

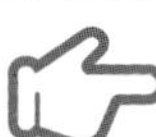

● 処置が終わりましたので、ご面会いただいて結構です。
The treatment has been finished, please come in.

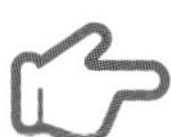

● ご面会は15分程度でお願いします。
The visiting time is for 15 minutes.

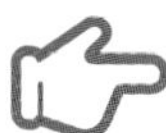

● これから入院病棟に上がります。ご一緒にどうぞ。
We are going up to the hospital ward. Please come with us.

● 受付で入院の手続きをお願いします。
Please go to the admissions desk to do some paperwork.

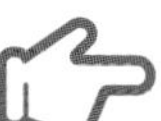

● 後ほど担当医が参りますので、それまでこちらでお待ちください。
The doctor is coming soon, please wait here for a while.

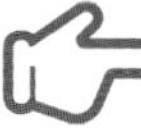

●何かあったとき、すぐにつながる連絡先を教えてください。
Please tell us your emergency contact number in case anything happens.

●ご主人の病状に変化がありましたら、すぐにご連絡いたします。
As your husband's condition changed, we'll make a phone call immediately.

●ご主人の付き添いをご希望の場合は、こちらの付添許可申請書にご記入をお願いいたします。
If you want to stay in the hospital for your husband, please fill out this application form.

●何かあったら声をおかけしますので、少しお休みください。
We will wake you up if something happens, so please have a rest.

救急の場面では、ご家族への対応がとても重要ですね。

師長

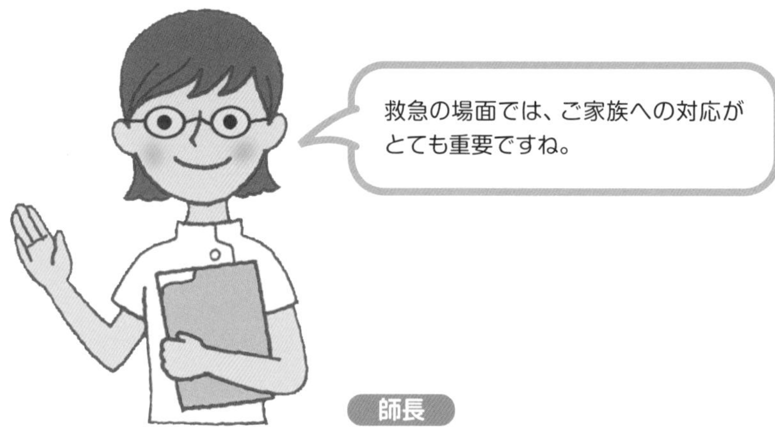

column

「I'm going」と「I'm coming」

日本語で「今行きます」という場合、つい「**I'm going**」と言いたくなってしまうのですが、これは誤りです。この場合、英語では「**I'm coming**」と言います。

これは自分の視点ではなく、相手の視点で考えるとわかりやすい表現です。

例えば、ナースコールが鳴って受け答えをする場合、「今伺います」「今行きます」と言いますよね。これは自分の視点から患者さんのところへ「行く」と表現しています。ですが患者さんの視点で見てみると、自分のところにあなたが「来る」と考えることができるので、「**I'm coming**」となるのです。

もし患者さんからナースコールがきて、それに「**I'm going**」と答えてしまったとしたら、患者さんのところではない別のところに「行ってしまう」という意味になり、「来てもらえないのかな？」と思わせてしまう可能性があるので、注意が必要です。

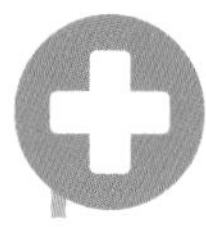

会話例（救急外来／急変時における対応）

救急外来および入院患者の急変時における家族対応の例です。

●会話例①

看護師　**Are you a family member of Mr. Jenkins?**
ジェンキンスさんのご家族の方ですか。

家族　**Yes, I'm his wife. What's wrong with him?**
はい。私は妻です。彼に何があったのですか。

看護師　**Your husband is OK. Please relax.**
ご主人は大丈夫ですよ。落ち着いてください。

家族　**Thank god!**
ああ、よかった！

看護師　**He is now under treatment, please wait for a moment.**
今は処置中ですので、こちらでしばらくお待ちください。

家族　**Alright. Thank you.**
わかりました。ありがとうございます。

看護師　**The treatment has been finished, please come in.**
処置が終わりましたので、どうぞお入りください。

家族　**Is he alright?**
彼は大丈夫ですか。

看護師　**Yes, he's OK. The visiting time is for 15 minutes.**
はい、大丈夫です。面会時間は15分程度でお願いします。

家族　**I understand.**
わかりました。

看護師　**Mrs. Jenkins, the doctor is seeing you to explain your husband's medical condition, please have a seat.**
ジェンキンスさん、ご主人の病状について医師からご説明がありますので、こちらにおかけください。

家族　**Is he going to be in hospital?**
入院になりますか。

看護師　**Yes, he is. So after seeing the doctor, please go to the admissions desk to do some paperwork.**
はい。ですから医師の説明が終わりましたら、受付へ行って入院手続きをしておいてくださいね。

家族　**Where is the admissions desk?**
受付はどこですか。

看護師　**Just in front of the entrance.**
玄関のすぐ正面です。

家族 **OK. I'm coming.**
わかりました。行ってきます。

●会話例②

看護師 **Mrs. Brown, your husband's condition changed suddenly.**
ブラウンさん、ご主人の容態が急変しました。
Now, he is under treatment. We'll call you as soon as we are ready, so now, please have a seat.
今は処置中です。準備ができ次第お呼びしますので、こちらでおかけになってお待ちください。

家族 **Oh, my god. I can't believe it!**
ああ、なんていうことなの。信じられない！

看護師 **I know how you feel. Please take a deep breath. I'm with you until the doctor comes.**
お気持ちお察しします。深呼吸をしてください。医師が来るまで私がそばにいますよ。

家族 **I want to be with my husband. Can I stay in the hospital for him?**
主人に付き添いたいのですが、泊まることはできるんですか。

看護師 **Yes. But If you want to do so, you need to fill out this application form.**
はい、ご希望であれば可能ですが、この付添許可申請書に記入していただく必要があります。

家族 **OK. I will.**
わかりました。記入します。

看護師 **We will wake you up if something happens, so please have a rest.**
何かあったら起こしますので、ゆっくりお休みください。

家族 **Thank you very much.**
ありがとうございます。

the doctor is seeing you：医師からお話があります／医師の診察があります
➡直訳すると「医師があなたに会います」という意味になりますが、医師が患者に会うとき、すなわち診察や病状説明、処置などのときに使用できます。
medical condition：病状
under treatment：処置中
the admissions desk：受付
emergency contact number：緊急連絡先
in case anything happens：何かあったときのために、もしものときのために
immediately：ただちに
application form：申請書、申込書
wake ~ up：~（誰か）を起こす、目を覚まさせる
have a rest：休む、休憩する、寝る
do some paperwork：手続きをする、書類に記入する
in front of ~：~の目の前、~の正面

「指さし英会話」のためのフレーズ集

ここでは4章までに紹介した基本フレーズと、
これまでに取り上げられなかったフレーズや、
よく使われる慣用句などを集めました。
実際に患者さんとやり取りをするときに
役立てていただければと思います。

基本フレーズ一覧

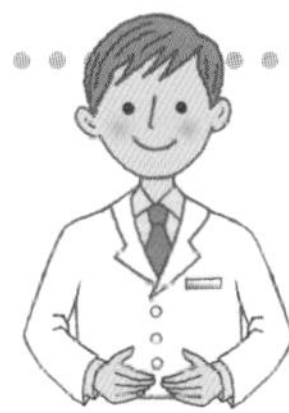

ここでは本文に掲載したシチュエーション別基本フレーズと、その他の知っていると役立つフレーズをご紹介します。必要な部分を拡大コピーするなどして、指差し会話用にお役立てください。

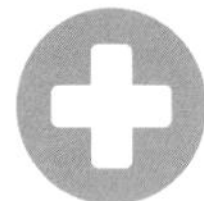

受付にて (p.20参照)

● おはようございます。／こんにちは。
Good morning. / Good afternoon.

● 今日はどうなさいましたか？
What is the problem?

● 当院には初めて受診されますか？
Is this your first visit to this hospital (clinic)?

● 診察券はお持ちですか？
Do you have the hospital card (patient ID card)?

● 保険証はお持ちですか？
Do you have medical insurance card?

● ご予約はされていますか？
Did you make an appointment to see a doctor?

● この用紙（問診表など）に記入をお願いします。
Please fill out this form.

● 紹介状をお持ちですか？
Do you have a letter from another doctor?

● おかけになってお待ちください。
Please have a seat for a while.

*
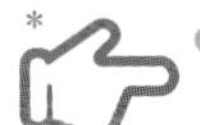

●

＊フレーズを追加してご利用ください。

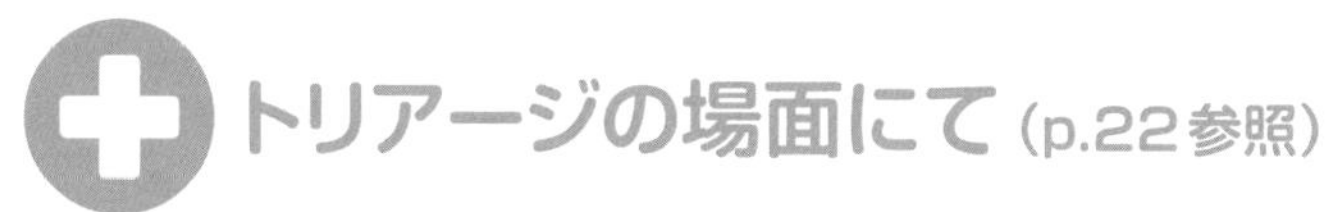

トリアージの場面にて (p.22参照)

●希望する診療科はありますか？
Which department do you need?

●どんな症状がありますか？
What is the main symptom you have?
Please tell me the symptoms you have?

●頭痛がしますか？／腹痛がしますか？
Do you have a headache? ／ Do you have a stomachache?

●吐き気がしますか？
Do you feel nauseous?

●熱がありますか？
Do you have a fever?

●ほかに症状はありますか？
Do you have any other symptoms?

●歩けますか？　車いすをお持ちしましょうか？
Can you walk?　Is it better to use a wheelchair?

●痛いのはどこですか？
Where does it hurt?

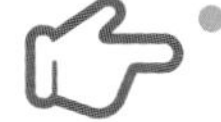
●

診療の補助 (p.24参照)

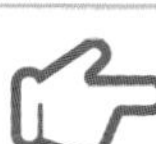
●診察室２番にお入りください。
Please enter the room No. 2.

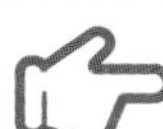
●体温を測ってください。
Please take your temperature.

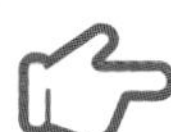
●血圧を測ります。
Please let me take your blood pressure.

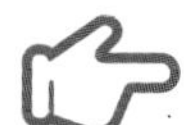
●楽にしてください。
Please be relaxed.

●胸の音を聴きますので、シャツの裾をめくってください。
To check your breathing sound, please lift up your shirt.

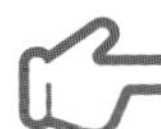
●次は背中から聴きますので、後ろを向いてください。
Next, please turn around for the doctor to listen from your back.

●終わりましたので、衣類を整えてください。
Your examination is finished. Please adjust your clothes.

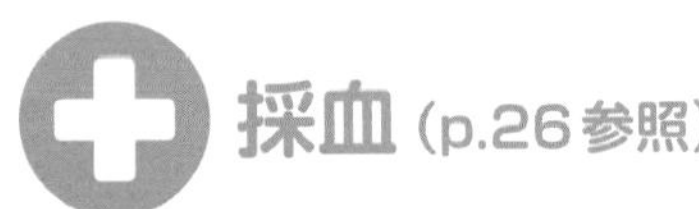

採血 (p.26参照)

●採血をしますので、袖をまくって腕を出してください。
We are going to take a blood sample, please roll up your sleeve.

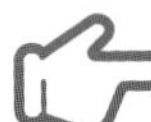
●アルコール綿でかぶれたりしたことはありませんか？
Have you ever had skin trouble with alcohol wipes?

●親指を中にして、手を握ってください。
With your thumb inside, please make a fist.

●消毒しますので、少し冷たいです。
I'm going to sterilize the area, so it might be cold a little.

●少しチクッとします。
It may sting a little.

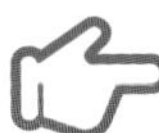
●終わりました。楽にしてください。
We've finished. Please be relaxed.

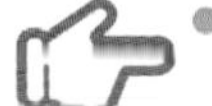
●

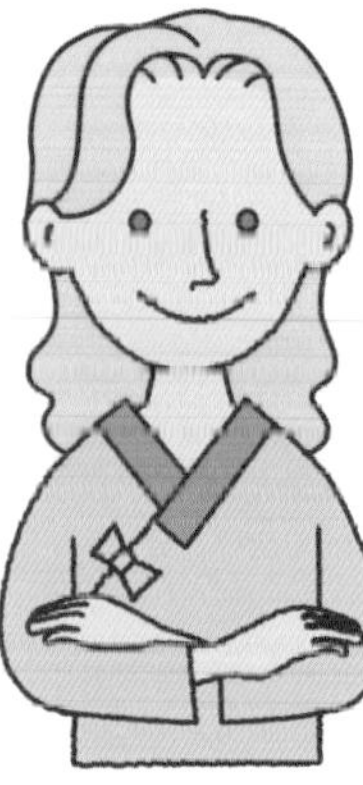

I appreciate the nurse asking me whether I have an allergy to alcohol or not.
(看護師さんがアルコールにアレルギ　があるかどうか聞いてくれて助かりました。)

患者さん

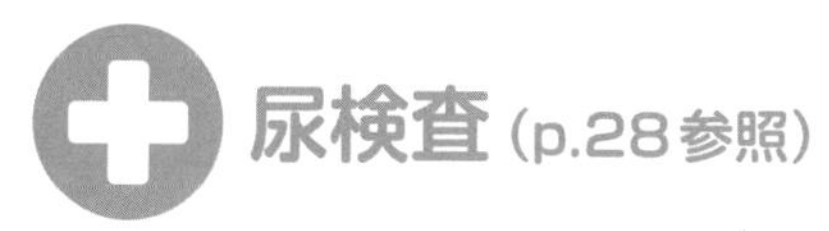

尿検査 (p.28参照)

尿を調べますので、この紙コップに尿を採ってください。
You were told to have a urine test, please take some urine in this cup.

最初のほうは少し便器に流して、中間尿をコップ半分ほど採ってください。
At first, urinate a little into the toilet. Then fill the cup half-full.

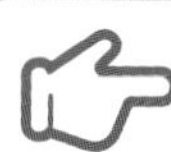

終わったらトイレの小窓のところに置いておいてください。
Please leave the cup beside the small window in the restroom.

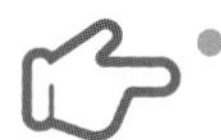

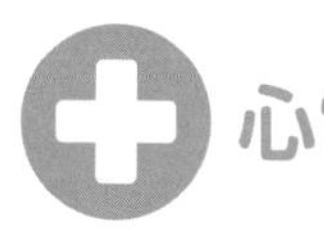

心電図検査 (p.30参照)

心臓の動きを調べるために、心電図を取ります。
To check your heart condition, we are going to do an ECG.

ベッドに横になってください。
Please lie down on the bed.

ブラジャーを外して、靴下を脱いでください。
Please remove your bra and socks.

クリームを塗ってから電極をつけます。少し冷たいです。
I'm going to apply some cream and electrodes. It might be a bit cold.

今から計測しますので、身体の力を抜いて楽にしていてください。
We are going to start the exam. Please relax.

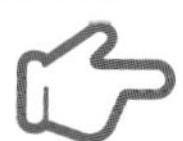

クリームを拭き取りますね。
Let me wipe off the cream.

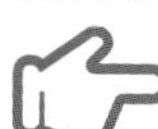

よろしければこの温タオルをお使いください。
Please use this hot towel if you want.

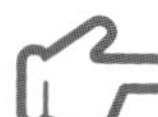

終わりましたので、衣類を整えてください。
We're finished. Please put on your clothes.

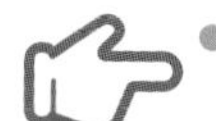

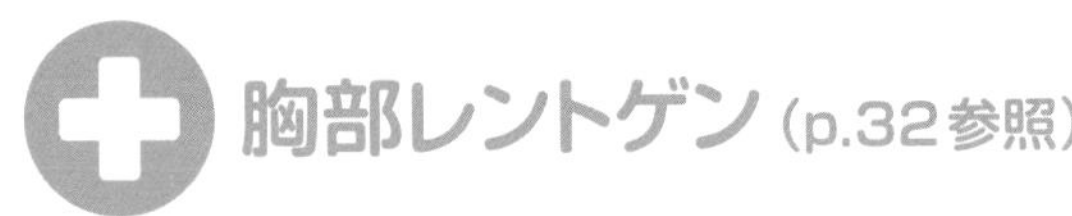

胸部レントゲン (p.32参照)

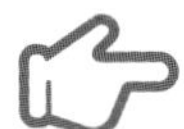

●これから胸のレントゲンを撮ります。
We are going to take an X-ray picture of your chest.

●上半身の衣類は全部脱いで、こちらの検査着を着てください。ネックレスは外してください。
Please take off your clothes from the waist up, and change into this gown. Please remove your necklace.

●髪の毛をこのヘアゴムを使ってまとめ上げていただけますか。
Could you put your hair up with this rubber band?

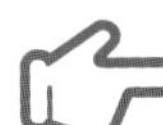

●顎をここに乗せて、板に胸をぴったりくっつけてください。
Put your chin here and press your chest against this panel, please.

●肩の力を抜いて楽にしてください。
Please relax your shoulders.

●大きく息を吸って、そこで止めます。
Take a deep breath please, and hold it.

●終わりです。楽にしていてください。
OK, it's finished. Please relax.

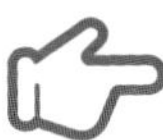

●ちゃんと撮れているか確認しますので、少々そのままお待ちください。
I'll check whether the picture is OK or not, please stay here for a while.

●着替えていただいて結構です。お疲れさまでした。
Now please change back into your clothes. Thank you.

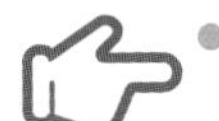

●

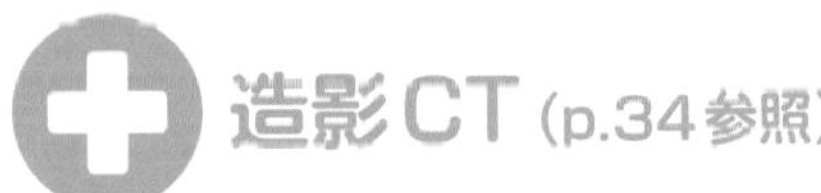

造影CT (p.34参照)

●これから造影剤を使ってCTを撮ります。
We are going to have a CT scan using contrast material.

●今まで造影剤を使ったことがありますか。
Have you ever had an examination using contrast material?

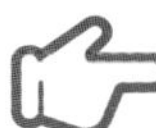
●造影剤で気分が悪くなったことはありますか。
Have you ever felt sick by using contrast material?

●造影剤が入ると熱く感じることがありますが、これは異常ではありません。
You may feel hot after the injection, but no need to worry.

●おかしいと思ったら、すぐにお知らせください。
If you feel sick, please tell us immediately.

●検査中は台が動きます。息を止めてください、動かないでくださいと指示があったら、そのとおりにしてください。
The table is moving into the dome. When I ask you "Hold your breath" or "Do not move", please follow it.

●終わりました。それでは着替えてください。
We are finished. Please change back into your clothes.

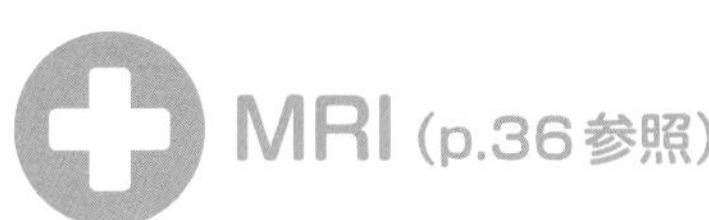

MRI (p.36参照)

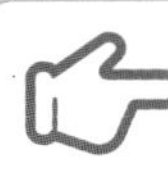
●これからMRIの検査をします。これまでに受けたことはありますか？
We are going to have MRI. Have you ever had before?

●MRI室の中には、金属類は持ち込むことができません。
Please make sure you can't take any metallic materials into the MRI room.

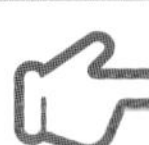
●体内にペースメーカーなどの金属類が埋め込まれていませんか？
Do you have any metallic devices such as pacemakers?

●時間が40分くらいかかります。狭いところに長時間入るのと、大きな音がしますが、狭いところや騒音が苦手ということはありませんか？
It will take about 40 minutes. The dome is so narrow and quite noisy. Are you alright to stay in narrow place and hear loud sound?

●頭をこちら側にして横になってください。
Please lie down with your head this way.

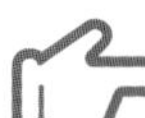
●終わりました。それでは着替えてください。
We are finished. Please change back into your clothes.

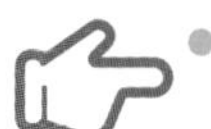
●

受付
トリアージ
診療補助
採血
尿検査
心電図検査
胸部レントゲン
造影CT
MRI
血糖測定
点滴・注射
処置
クレーム対応
病室への案内
あいさつ
病歴と既往歴
生活習慣①②
病棟内オリエン
病室内オリエン
病棟ルール
よくある質問
脳疾患
眼科疾患
耳鼻科疾患
循環器疾患
消化器疾患
呼吸器疾患
運動器疾患
泌尿器疾患
頭痛・めまい
呼吸困難
腹痛
嘔気、嘔吐
腰背部痛
下肢痛
救急外来/急変時
既往歴
検査
薬
その他

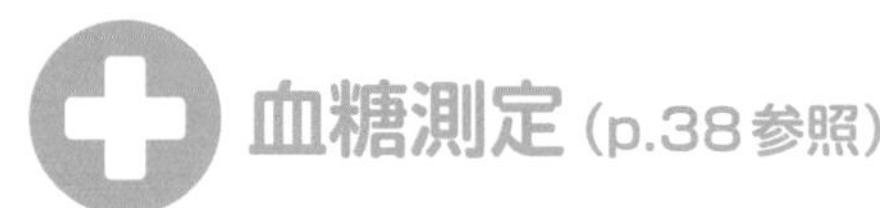

血糖測定 (p.38参照)

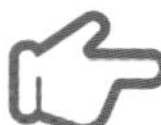

●これから血糖値を調べます。
We are going to check your blood sugar level.

●指先から１滴だけ血を採ります。
We are going to take just a drop of blood from your fingertip.

●一瞬チクっとします。
It might hurt a little.

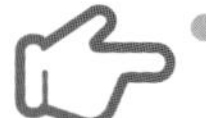

●ありがとうございました。血糖値は91mg/dLでした。
Thank you. Your blood sugar level is 91.

●

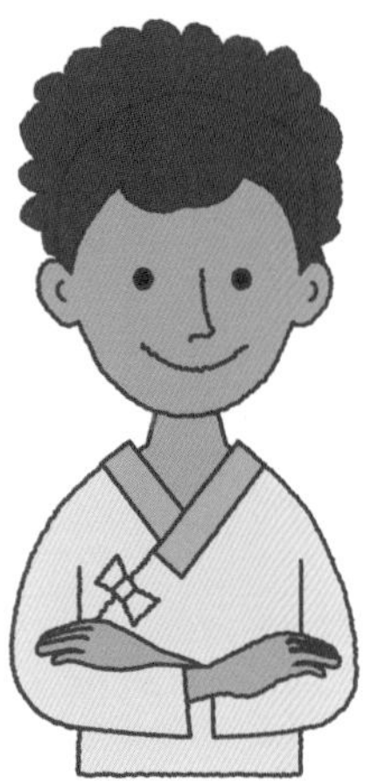

To check the blood sugar level, we need just a drop of blood!
(血糖値を測るには、血液は１滴だけでいいのね！)

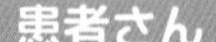

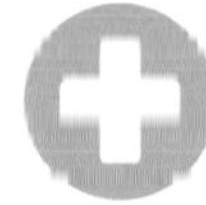

点滴・注射 (p.40参照)

●これから点滴をします／注射をします。
I'm going to put you on a drip. / I'm going to give you a shot.

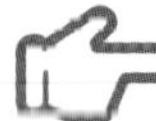

●アルコールにかぶれたことはありますか？
Have you ever had skin trouble with alcohol wipes?

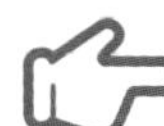

●親指を中にして、手を握ってください。
With your thumb inside, please make a fist.

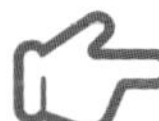

●消毒しますので、少し冷たいです。
I'm going to sterilize the area, so it might be cold a little.

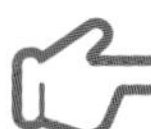

●少しチクッとします。
It may sting a little.

●楽にしてください。
Please relax.

●30分ほどで終わります。何かあったら声をおかけください。
It may take about 30 minutes. If you want to ask something, please call us.

●終わりましたので、針を抜きますね。
It's finished. Let me remove your IV.

●10分くらい経って血が止まっていたら、テープを剥がして結構です。
After about 10 minutes, you can remove the bandage if the bleeding has stopped.

●

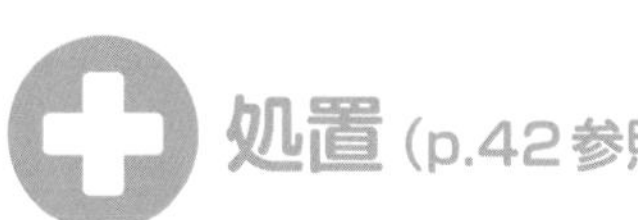

処置 (p.42参照)

●これから傷の処置をします。
We are going to clean your cut.

●服を脱いで準備してください。
Please ready by taking your clothes off.

●これから傷を洗います。少ししみるかもしれませんが、すぐ終わりますので少し辛抱してください。
We are going to wash the cut. It may hurt a little, please be patient for a while.

●消毒してテープを貼りますね。
I'm going to sterilize and put a bandage on.

●終わりました。服を整えて待合室でお待ちください。
We are finished. Please fix your clothes and have a seat in the waiting room.

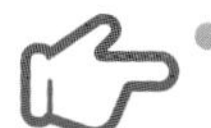

●

クレーム対応 (p.44参照)

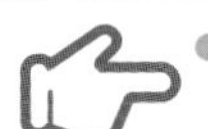
● どうなさいましたか？
May I help you?

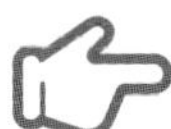
● お待たせして申し訳ありません。
We are very sorry for keeping you waiting.

● お呼びするまで、今からおよそ30分お時間をいただきます。
I'm afraid that it may take about 30 minutes until your turn comes.

● はい、おっしゃるとおりです。
Yes, I agree with you.

● 貴重なご意見をありがとうございます。
Thank you for your beneficial opinion.

● 上の者を呼びますので、少々お待ちいただけますか？
I will call my manager. Could you wait for a moment, please?

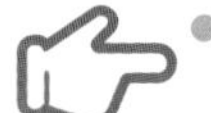
●

病室への案内 (p.48参照)

● ○○さんでいらっしゃいますね。はじめまして。
You must be Mr./Ms. ○○, mustn't you? Nice to meet you.

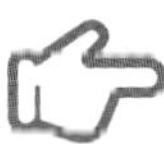
● お部屋にご案内いたします。
Let me please take you to your room.

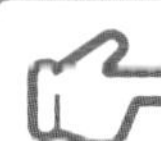
● こちらへどうぞ。
Follow me please. / This way, please.

● ご家族の方はご一緒ではありませんか？
Isn't your family with you?

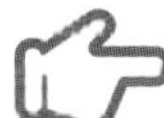
● こちらが○○さんのベッドです。
This is your bed, Mr./Ms. ○○.

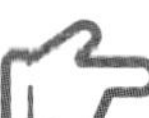
● ただいま寝衣をお持ちいたします。
I'm going to take some pajamas.

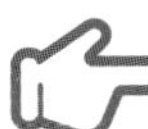
●じきに担当の看護師が参りますので、こちらに着替えてお待ちください。
Your nurse is coming soon, please change into these clothes.

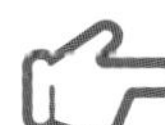
●御用の際は、こちらのナースコールを押してください。
When you need our help, please push this button.

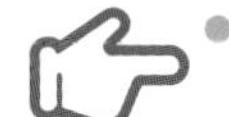
●

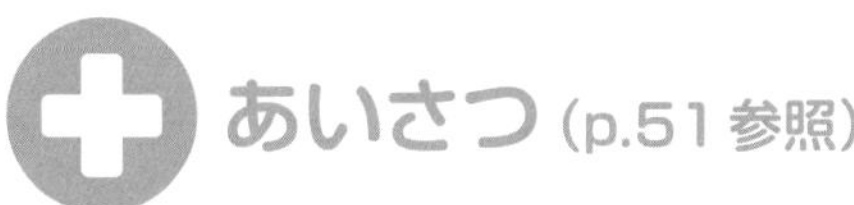

あいさつ (p.51 参照)

●はじめまして、○○さん。
Nice to meet you, Mr./Ms.○○.

●本日担当させていただきます、△△です。よろしくお願いします。
My family name is △△. I'm your nurse during the daytime.

●ご気分はいかがですか？
How do you feel now?

●少しお話しすることはできそうですか？
Is it possible to talk to me for a while?

●どうぞお楽になさってください。15分ほどで済みますので。
Please get comfortable. It will take about 15 minutes.

●今日のおかげんはいかがですか？
How are you today?

●どちらのご出身ですか。
Where are you from?

●日本にお越しになってどのくらいですか。
How long have you been in Japan?

●日本語がお上手ですね！
You speak Japanese very well!

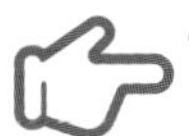
●もし具合が悪くなったら、すぐに教えて下さい。
If you feel sick, please tell us immediately.

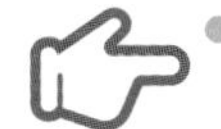
●

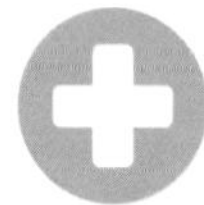

現病歴と既往歴をたずねる (p.53参照)

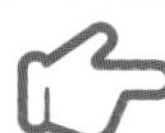

- 今回はどのようないきさつで入院されましたか？
  Could you tell me the details about what happened to you?

- 今までにされたご病気はありますか？　それは何歳のときでしたか？
  Have you ever had any major disease before? How old were you at that time?

-

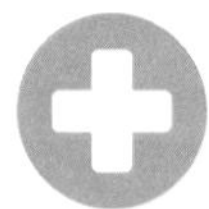

生活習慣についてたずねる① (p.55参照)

- タバコは吸われますか？　１日にどのくらい吸いますか？　何年くらい吸っていますか？
  Do you smoke?　How many cigarettes do you smoke in a day?
  How long have you been smoking?

- お酒は飲まれますか？　１週間にどのくらいの頻度で飲みますか？
  １日にどのくらい飲みますか？
  Do you drink (any alcohol)?　How often do you drink?
  How much do you drink a day?

- お風呂にはどのくらいの頻度で入りますか？／シャワーはどのくらいの頻度で浴びますか？
  How often do you take a bath? ／ How often do you take a shower?

- お通じはどのくらいの頻度で出ますか？　１日に何回くらいですか？
  How often do you have a movement?　How many times in a day?

- お小水は１日何回くらい出ますか？
  How many times do you urinate in a day?

- 夜のお小水の回数は何回くらいですか？
  How often do you go to the bathroom during the night?

-

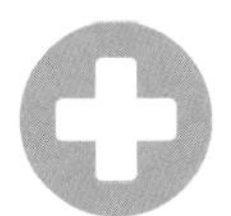

生活習慣についてたずねる②（p.59参照）

● 食べられないものはありますか？　それはアレルギーですか、それとも別の理由ですか？
Is there anything you don't eat?
Is that because of allergies or any other reason?

● 食品や薬品にアレルギーはありますか？
Do you have any food or medicine allergies?

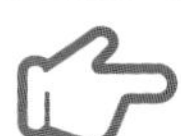

● 宗教はお持ちですか？
Do you practice any religions?

● 医師からはどのような説明を受けていますか？
What did the doctor explain you about this hospitalization?

● 今回の入院について、どのように受け止めておられますか？
How do you think about this hospitalization?

● 何かご質問はありますか？
Do you have any questions?

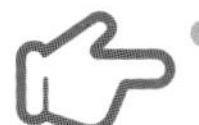

●

このコーナーは指差し会話用にも使えます。ページを拡大コピーするなどして、患者さんと一緒に見ながらコミュニケーションを取るためにご活用ください。

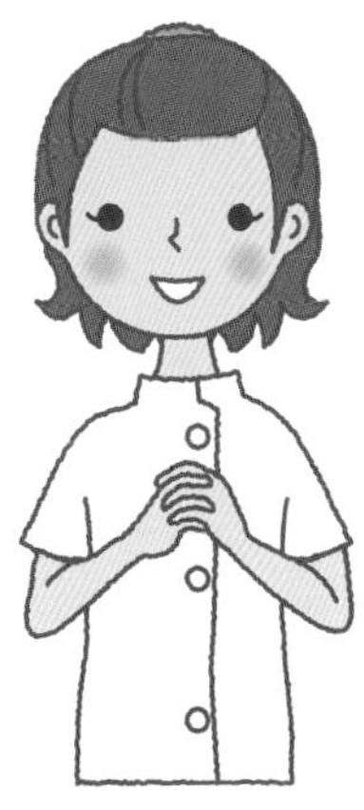

先輩

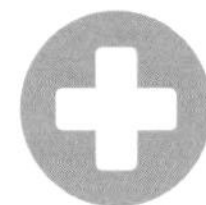

病棟内オリエンテーション (p.61参照)

●病棟内をご案内します。
I'm going to show you around this ward.

●こちらがナースステーションです。
Here is the nurses' station.

●ここがあなたの△△△号室です。
Here is your room △△△.

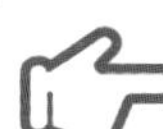

●浴室はこちらです。
Here is the bathroom.

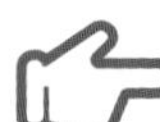

●こちらが食堂です。食事以外のときにも利用可能です。
Here is the dining hall. You can stay here anytime you want.

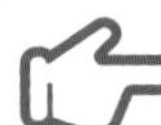

●トイレはこちらです。洋式と和式があります。
Here is the restroom. There are both western style and Japanese style.

●非常口はこちらです。お部屋からの避難経路を確認しておいてください。
That is the emergency exit. Please confirm the evacuation routes from your room.

●エレベーターは2基あります。配膳の時間帯はお待たせするかもしれません。
We have two elevators. It might come so slowly when the meal is coming. I'm sorry for that.

●売店は1階にあります。
The store is on the first floor(ground floor).

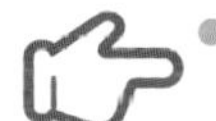

●

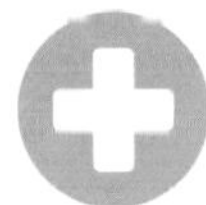

病室内のオリエンテーション (p.65参照)

●ベッド回りのご説明をさせていただきます。
I'm going to explain about the things around the bed.

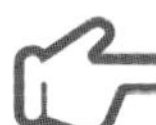

●ベッドの高さはコントローラーで変えることができます。
You can change the height of the bed using this controller.

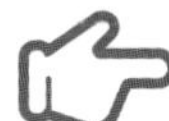

●ここを押すと電気がつきます。
When turning the light on, press this switch.

●お荷物はこのロッカーに入れてください。
Please use this locker to put your things in.

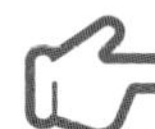

●テレビをご覧になるには、テレビカードが必要です。
If you want to watch TV, you need a TV card.

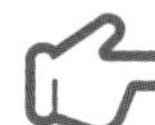

●ナースコールはここです。御用の際はこのボタンを押して呼んでください。
Here is the nurse call button. Please push it when you need our help.

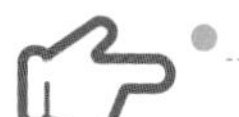

●

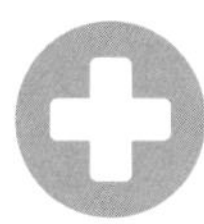

病棟ルールの説明 (p.67参照)

●起床時間は朝6時、消灯時間は夜10時です。
The wake-up time is 6 in the morning, and the lights-off time is 10 at night.

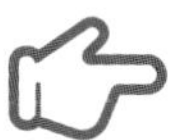

●食事時間は8時、12時、6時です。
The meals are served at 8, 12 and 6 o'clock.

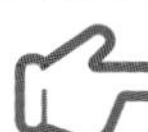

●お食事はホールでお摂りいただくことができます。
You can have a meal in the hall.

●1日に2回から3回検温に参ります。
We take your temperature 2 or 3 times a day.

●1日のトイレの回数を伺いますので覚えておいてください。
Please memorize how many times you urinated and had a movement a day.

●シーツ交換は週1回、水曜日に行います。
The bed sheets are changed once a week on Wednesday.

●面会時間は午後1時から8時までです。
The visiting hours are from 1p.m. to 8 p.m.

●通話はお部屋の中では控えてください。ホールにある通話スペースでお願いします。
Please do not make a phone call in the room. It is only allowed at the calling place in the hall.

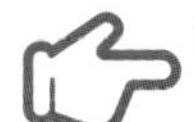

●

受付
トリアージ
診療補助
採血
尿検査
心電図検査
胸部レントゲン
造影CT
MRI
血糖測定
点滴・注射
処置
クレーム対応
病室への案内
あいさつ
病歴と既往歴
生活習慣1/2
病棟内オリエン
病室内オリエン
病棟ルール
よくある質問
脳疾患
眼科疾患
耳鼻科疾患
循環器疾患
消化器疾患
呼吸器疾患
運動器疾患
泌尿器疾患
頭痛・めまい
呼吸困難
腹痛
嘔気、嘔吐
腰背部痛
下肢痛
救急外来/急変時
既往歴
検査
薬
その他

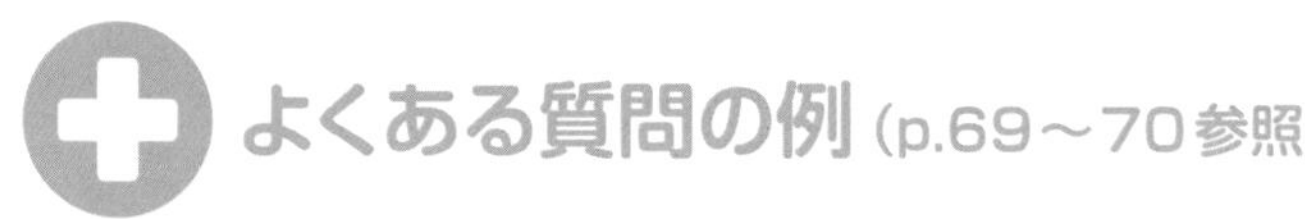

よくある質問の例（p.69～70参照）

●この点滴は何時ごろ終わりますか。

What time does this drip finish?

➡**It will finish about 7 p.m.**

7時ごろ終わります。

●先生からお話を聞きたいのですが。

Can I talk with the doctor to get some explanation?

➡**Of course. The doctor is coming soon.**

承知しました。医師はじきに参ります。

➡**He is in the operation now, so after that he is coming to see you.**

今手術中なので、終わりましたら伺うことができます。

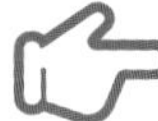

●入院費はだいたいいくらくらいですか？

How much is the approximate cost of hospitalization?

➡**Let me confirm with the person in charge.**

担当者に確認いたします。

●いつからお風呂（シャワー）に入れますか。

From when can I take a bath (shower)?

➡**You can take a bath(shower) after the stitch removed.**

抜糸したら入れます。

➡**A week from the operation.**

手術の1週間後です。

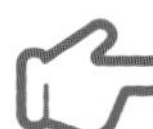

●夫に付き添うことはできますか？

Is it possible to stay in the hospital to take care of my husband?

➡**I'm afraid, but it's not allowed to stay in the hospital.**

大変恐れ入りますが、付き添いはできないことになっています。

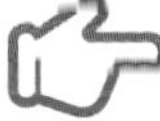

●退院はいつごろになりますか？

When can I be discharged?

➡**You can leave the hospital within 5 days.**

5日以内には退院できますよ。

●外出（外泊）したいのですが。

I'd like to go out.（外出したいのですが）

Can I stay overnight outside the hospital?（外泊はできますか？）

➡**You need your doctor's permission to do so.**

医師の許可が必要です。

➡**I'm going to ask your doctor when he comes to this floor.**

医師が来たら確認しますね。

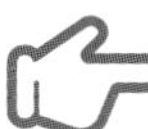

- 食事が多いので減らしてもらえますか？

  Can I have a smaller portion? This is too big for me.

  ➡**Yes, certainly. Would you like to have half size of this?**

  承知しました。この半分くらいでしょうか？

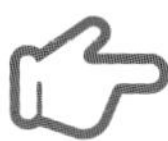

- 手術時間はどのくらいかかりますか？

  How long does the surgery take?

  ➡**It takes about 2 hours.**

  約２時間です。

- 先生に旅行保険の書類を書いてほしいのですが。

  I need a doctor certificate for the travel insurance in this format.

  ➡**Please submit this format at the reception first floor.**

  この用紙を１階の受付にご提出ください。

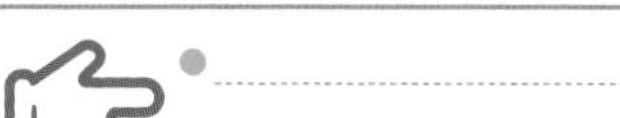

-

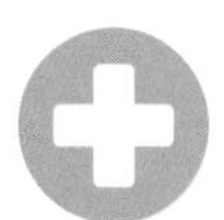

脳疾患 (p.72参照)

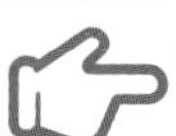

- 頭痛はありますか。

  Do you have a headache?

- 吐き気はしますか。

  Do you feel sick (nausea)?

- 目に光を当てます。少しまぶしいです。

  I'm going to show you bright light.

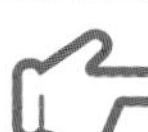

- 脚（腕）の調子はいかがですか。

  How is your feet(arm) feeling?

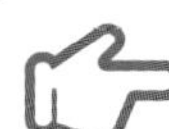

- 思ったように手足を動かせますか。

  Can you move your limbs as you expected?

- めまいはありますか。

  Do you feel dizzy?

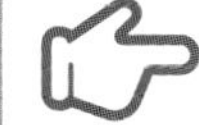

-

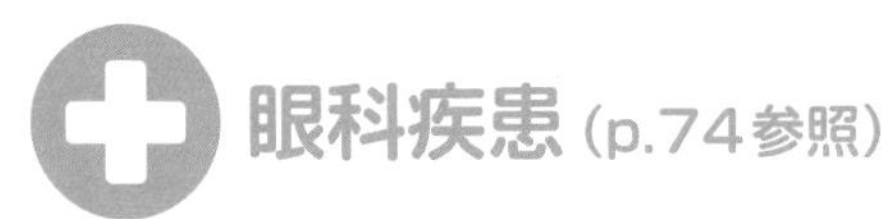

眼科疾患 (p.74参照)

●見え方はいかがですか。
How is your sight?

●点眼は1日4回行います。
Please apply the eye drops 4 times a day.

●まつげに点眼薬の先端がつかないように点眼してください。
Please apply your eye drops so that the tips of the eye drops not to touch your eyelashes.

●目やには出ますか？
Do you have any eye mucus?

●目の痛みはありますか。
Do your eyes hurt?

●手をよく洗い、他の人と同じタオルを使わないようにしてください。
Please wash your hands well and do not use the same towel with other people.

●目をこすらないようにしてください。
Do not rub your eyes.

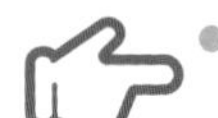

●

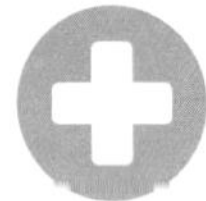

耳鼻科疾患 (p.76参照)

●中耳炎になったとき、風邪をひいていましたか。
Did you have a cold when you got middle ear infection?

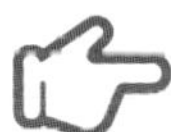

●強く鼻をかんだりしましたか。
Did you blow your nose so hard?

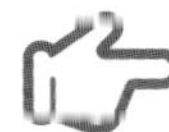

●耳だれはありますか。
Do you have any discharge from the ear?

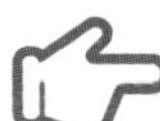

●聞こえにくさはありますか。
Do you have a difficulty hearing?

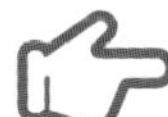

●点耳薬を1日4回点耳してください。
Please use the eardrops 4 times a day.

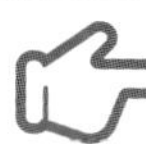

●鼻水が出ますか。どんな色ですか。
Does your nose running? What color is it?

●咳は出ますか。どんな咳が出ますか。湿った咳ですか、乾いた咳ですか。
Do you have a cough? What kind of cough is it? Is it a wet one, or dry one?

●のどの痛みはありますか。
Do you have sore throat?

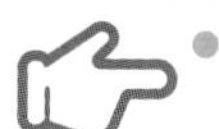

●

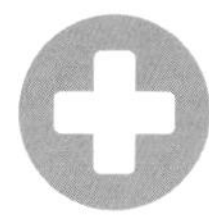

循環器疾患 (p.78参照)

●胸の痛みや違和感はありますか。
Do you have chest pain or feel pressure on your chest?

●胸の痛みはどんなときに起きますか。
When do you feel chest pain?

●その痛みはどのくらい続きますか。
How long does the pain last?

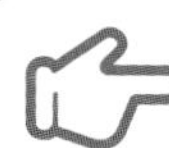

●心臓がドキドキする感じがありますか。
Do you feel your heart pounding?

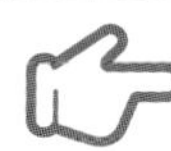

●だるさを感じることはありますか。
Do you feel dull?

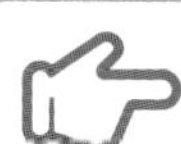

●息苦しさはありますか。
Do you havc any problem with breathing?

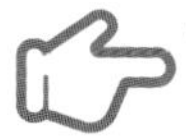

●むくんでいる感じはありますか。
Do you feel somewhere of your body swollen?

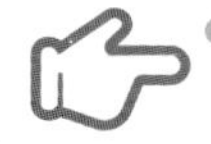

●

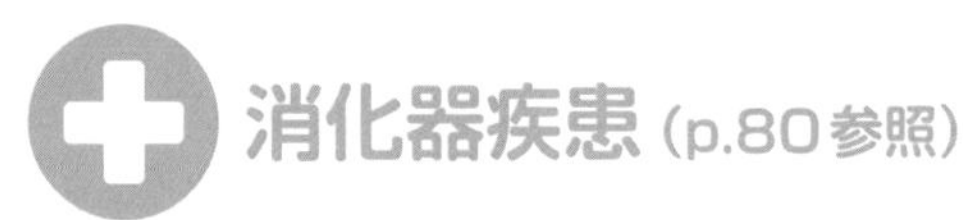

消化器疾患 (p.80参照)

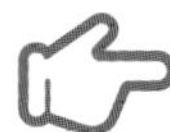

●胃の痛みはどんなときに起きますか。
What causes the stomachache?

●吐き気はありますか。
Do you feel sick?

●便の色は正常ですか。
Is the color of your feces different from usual?

●消化のよいものを食べるようにしましょう。
Please have food which is easy on your stomach.

●嘔吐はありましたか。
Did you throw up?

●1日に何回くらい下痢していますか。
How many times did you have diarrhea?

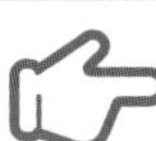

●水分は摂れていますか。
Are you taking enough water?

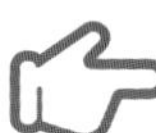

●お腹が張っている感じはしますか。
Do you feel your stomach bloating?

●お腹の音を聴きますね。
We are going to listen to your bowel sound.

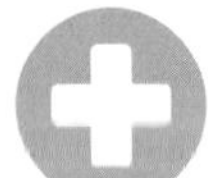

呼吸器疾患 (p.82参照)

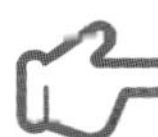

●咳がひどく出ますか？
Do you have a terrible cough?

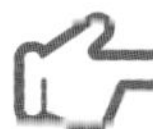

●息苦しい感じはありますか？
Do you have difficulty in breathing?

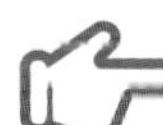

●痰はたくさん出ますか？
Are you coughing up phlegm a lot?

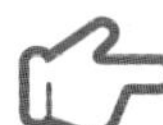

●熱は何度ありましたか？
What is your temperature?

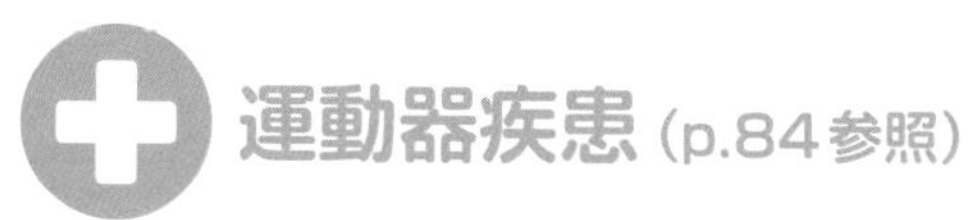

運動器疾患 (p.84参照)

- 傷は痛みますか？
  Does the wound hurt?

- 手術したほうの足にはまだ荷重をかけないでください。
  Please don't put your weight on the operated leg.

- 足の具合はいかがですか？
  How is the leg?

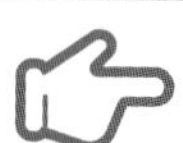

- 痛みはいかがですか？
  How is the pain?

- 足を安静に保ってください。
  Please keep your leg at rest.

- 足（の患部）を冷やしていてください。
  Please keep cooling your leg.

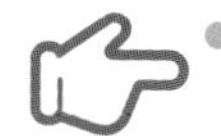

- ……………………

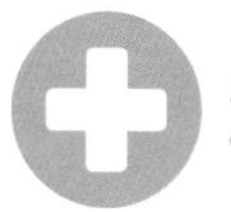

泌尿器疾患 (p.86参照)

- 排尿するときに痛みを感じますか？
  Do you feel any pain when you urinate?

- 残尿感はありますか？
  Do you feel that you haven't completely emptied your bladder after urination?

- トイレに行きたいと思ったらすぐに行かないと、間に合わないことがありますか？
  Is it difficult for you to hold urine when you get the urge to go?

- 尿の色の変化はありますか？
  Does the color of the urine different from usual?

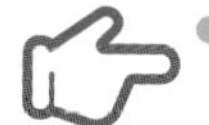

- ……………………

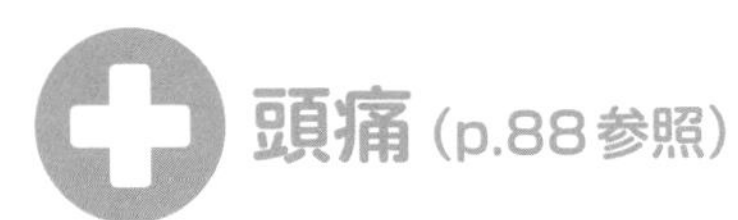

頭痛 (p.88参照)

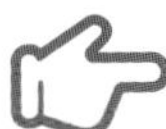

- どのようなときに頭痛は起きますか。
  When do you feel headache?

- どのような種類の痛みですか。ズキズキするとか、ガンガンするとか。
  What kind of pain is it? Is it throbbing or splitting?

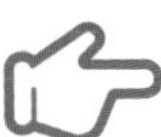

- どのあたりが痛みますか？
  Which part does it hurts?

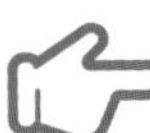

- 手や足のしびれや感覚異常はありますか？
  Do you feel numbness or strange feeling of your arms or legs?

- 手足が動きにくいという症状はありますか？
  Do you have any difficulties in moving your limbs?

- めまいや吐き気はありますか？
  Do you have dizziness or sickness?

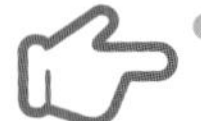

- ろれつが回らない、言葉が出にくいということはありますか？
  Do you feel you can't talk properly or can't think of the word?

-

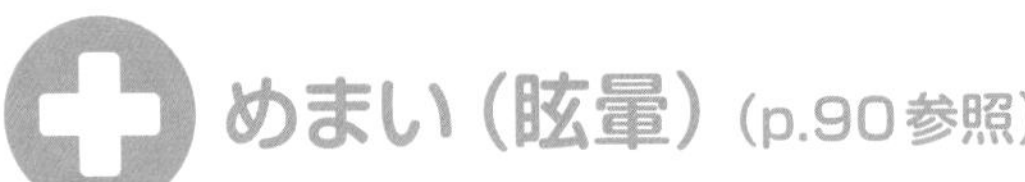

めまい（眩暈） (p.90参照)

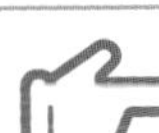

- ぐるぐる回る感じがしますか、それとも地面がふわふわする感じがしますか？
  Do you feel like spinning or dizzy?

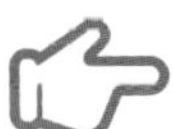

- 目を開けたときだけめまいがしますか？
  Do you feel dizzy only while your eyes are open?

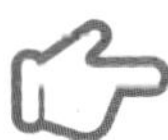

- どういうときにめまいは起きますか。動いているときだけですか。それとも動いていないときもですか？
  When do you feel dizziness? Only while you are moving, or also when you are not moving?

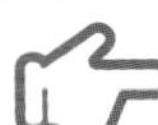

- 激しい頭痛や吐き気はありますか？
  Do you have terrible headache or sickness?

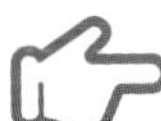

- 手足の動かしにくさはありますか？
  Do you feel you can't move your limbs properly?

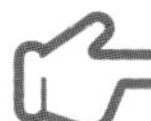

●耳鳴りや難聴はありますか？
Do you have ringing in the ear or plugged ear?

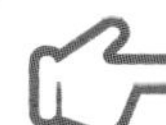

●強いストレスを感じますか？
Are you stressing out?

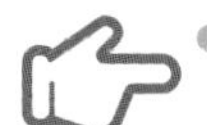

●

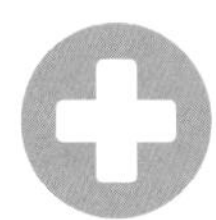

呼吸困難感（p.92参照）

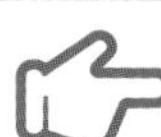

●息苦しさはどんなときに感じますか。
When do you have difficulty breathing?

●息が吸えない感じですか、それとも吐けない感じですか。
Which do you feel, you can't breathe in or can't breathe out.

●痰は出ますか？　どんな痰ですか？
Do you cough up phlegm? How does it look like?

●尿は1日にどれくらい出ていますか。いつもそのくらいですか。
How many times do you urinate a day? Is that normal for you?

●横になっているよりも起き上がったほうが呼吸が楽ですか。
Is it better sitting rather than lying to breathe comfortably?

●

このコーナーの例文と一緒に、写真やイラストなどを示しながら会話してみましょう。患者さんの言うことがわからない場合は、筆談するという手もあります。聞き取れないことは書いてもらうと理解できることが多いんですよ！

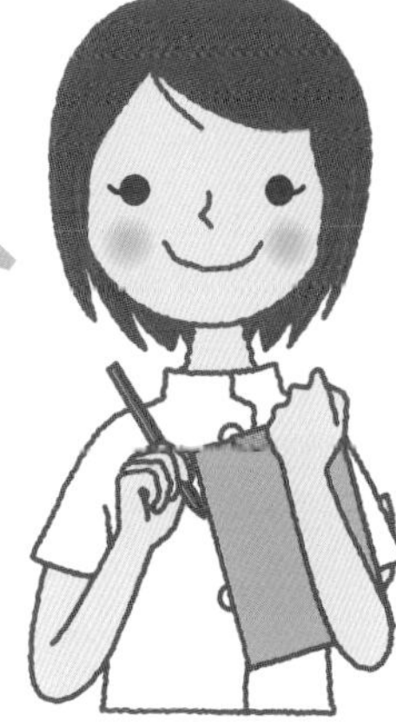

先輩

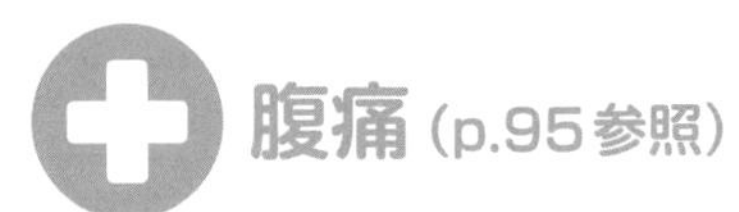

腹痛 (p.95参照)

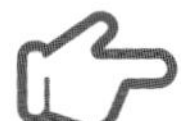

●お腹のどのあたりが痛みますか？
Where exactly is the pain?

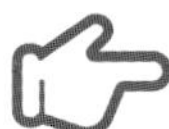

●どんなふうに痛みますか？
What kind of pain is it?

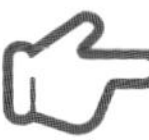

●どんなときに痛みますか。食後ですか、それとも空腹のときですか？
When do you have the pain? After eating something or when you are hungry?

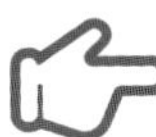

●下痢や嘔吐はありましたか？
Did you have diarrhea or throwing up?

●お通じは出ていますか。どんなお通じですか？
Do you have a bowel movement? How does it look like?

●排ガスはありますか？
Do you pass wind?

●妊娠の可能性はありますか？
Is there any possibility that you are pregnant?

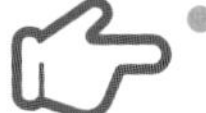

●

嘔気、嘔吐 (p.97参照)

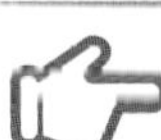

●気持ちが悪くなったきっかけに心当たりはありますか？
What do you think about the reason of your sickness?

●どのくらいの期間続いていますか？
How long have you been feeling sick?

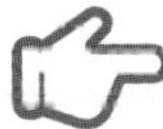

●何回くらい吐きましたか？
How many times have you thrown up?

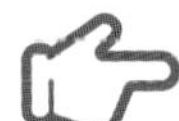

●どんなときに吐き気がしますか？
When do you feel sick?

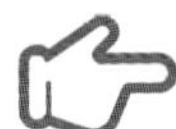

●どんなものを吐きますか？
What kind of thing do you throw up?

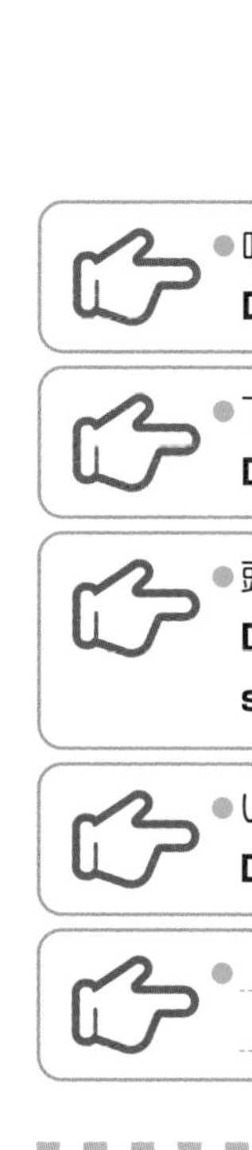

●吐き気は続きますか？

Does your sickness last for a while?

●下痢もしていますか？

Do you have diarrhea, too?

●頭痛やめまい、腹痛などのほかの症状はありますか？

Do you have any other symptoms like headache, dizziness, or stomachache?

●いまのような症状にはよく陥りますか。

Do you often suffer from the symptom like this?

●

腰背部痛（p.99参照）

●どんなことがきっかけで背中が痛み出しましたか？

What was the cause of your back pain?

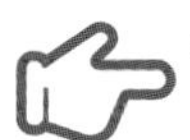

●どのような痛みですか？

What kind of pain do you have?

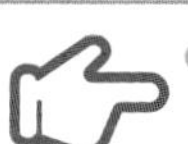

●どのあたりが痛みますか？

Where exactly is the pain?

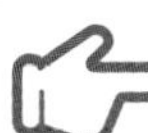

●足のしびれはありますか？

Do you feel your legs asleep?

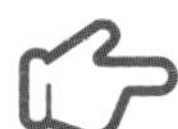

●尿の色に変化はありますか。赤っぽくなったりしていませんか？

Has the color of your urine been changed? Isn't it pink or reddish?

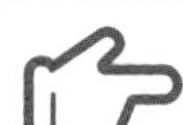

●吐き気などを伴いますか？

Do you feel sick, too?

●これまでにヘルニアのような病気になったことがありますか。

Have you ever had any illness like hernia?

●ぎっくり腰にはよくなりますか。

Do you often have a strained back?

●

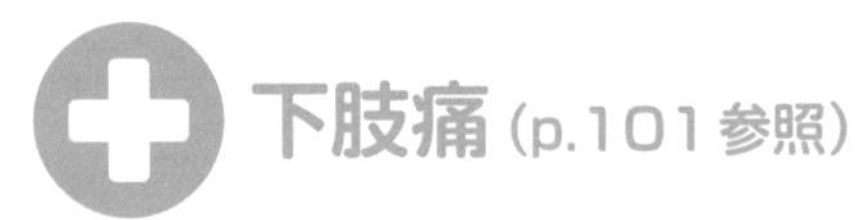

下肢痛（p.101参照）

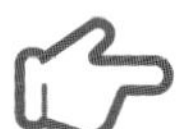
●どのあたりが痛みますか？
Where exactly is the pain?

●きっかけはどんなことですか？
What was the cause of your leg pain?

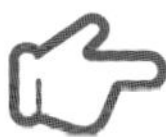
●転んだりぶつけたりしましたか？
Did you fall down or hit your leg somewhere?

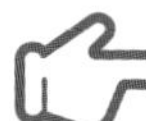
●痛むのはどんなときですか？
When does the leg hurt?

●しびれはありますか？
Do you feel your leg asleep?

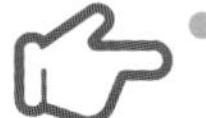
●

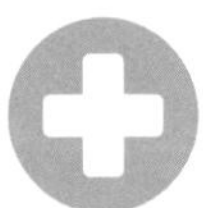

救急外来／急変時における対応（p.103参照）

●○○さんのご家族の方ですか？
Are you a family member of Mr./Ms.○○?

●担当医がご主人（奥様）の病状のご説明をしますので、こちらへどうぞ。
The doctor is seeing you to explain your husband's (wife's) medical condition, please have a seat.

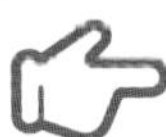
●ご主人はただいま処置中ですので、こちらでお待ちください。
Your husband is now under treatment, please wait for a moment.

●処置が終わりましたので、ご面会いただいて結構です。
The treatment has been finished, please come in.

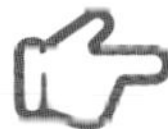
●ご面会は15分程度でお願いします。
The visiting time is for 15 minutes.

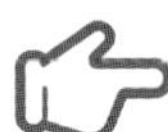
●これから入院病棟に上がります。ご一緒にどうぞ。
We are going up to the hospital ward. Please come with us.

●受付で入院の手続きをお願いします。
Please go to the admissions desk to do some paperwork.

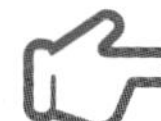

●後ほど担当医が参りますので、それまでこちらでお待ちください。
The doctor is coming soon, please wait here for a while.

●何かあったとき、すぐにつながる連絡先を教えてください。
Please tell us your emergency contact number in case anything happens.

●ご主人の病状に変化がありましたら、すぐにご連絡いたします。
As your husband's condition changed, we'll make a phone call immediately.

●ご主人の付き添いをご希望の場合は、こちらの付添許可申請書にご記入をお願いいたします。
If you want to stay in the hospital for your husband, please fill out this application form.

●何かあったら声をおかけしますので、少しお休みください。
We will wake you up if something happens, so please have a rest.

●

既往歴（Medical history）について

●手術を受けたことがありますか？
Have you undergone an operation?

●輸血を受けたことがありますか？
Have you had a blood transfusion?

●飲んでいる薬がありますか？
Are you taking any medicine?

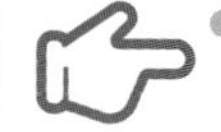

●

受付
トリアージ
診療補助
採血
尿検査
心電図検査
胸部レントゲン
造影CT
MRI
血糖測定
点滴・注射
処置
クレーム対応
病室への案内
あいさつ
病歴と既往歴
生活習慣①②
病棟内オリエン
病室内オリエン
病棟ルール
よくある質問
脳疾患
眼科疾患
耳鼻科疾患
循環器疾患
消化器疾患
呼吸器疾患
運動器疾患
泌尿器疾患
頭痛・めまい
呼吸困難
腹痛
嘔気、嘔吐
腰背部痛
下肢痛
救急外来/急変時
既往歴
検査
薬
その他

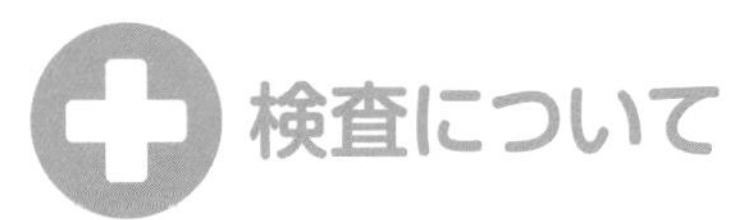

検査について

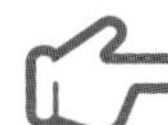

● 検査が必要です。
We need to undergo some medical tests for you.

● 検査を受けますか？
Will you take the medical tests?

● 検査の日は何も食べずにお越しください。
Please don't eat anyting on the day you undergo the medical tests.

● 測定器をお腹に当てて、内臓を調べます。
We will examine your internal organs by running the instrument over your stomach.

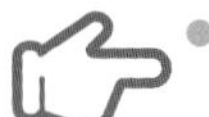

●

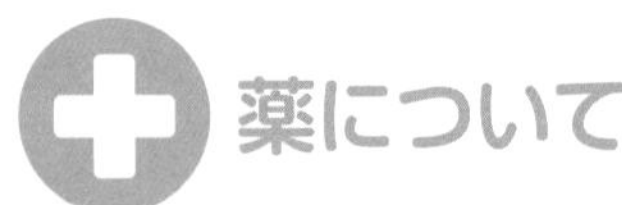

薬について

● 眠くなる場合がありますので、この薬を飲んだあとはお車の運転は避けてください。
You may get sleepy after taking this medicine, so please do not drive a car.

● 他の人には譲渡しないでください。
Please do not give this medicine to others.

● 薬を飲んでいる間は、お酒を飲まないでください。
While taking medication, please do not drink alcohol.

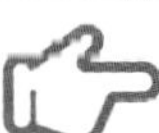

● 光の当たらない涼しいところで保管してください。
Please keep this medicine in a cool and dark place.

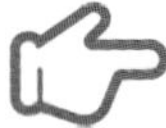

● 冷所で保存してください。
Please keep this medicine refrigerated.

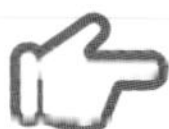

● 何かお薬を飲んでいますか？
Are you taking any medication?

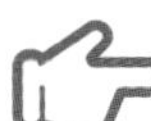

● 薬はすべて飲んでください。途中でやめないでください。
Please take all the medicine. Do not stop before this course finishes.

●他院から出ている薬を飲んでいる場合はお持ちください。
If you are taking medicine from another hospital, please bring them to us.

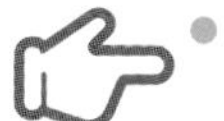

●

▼**in a cool and dark place**：光の当たらない涼しい場所で

▼**keep refrigerated**：冷所で保存

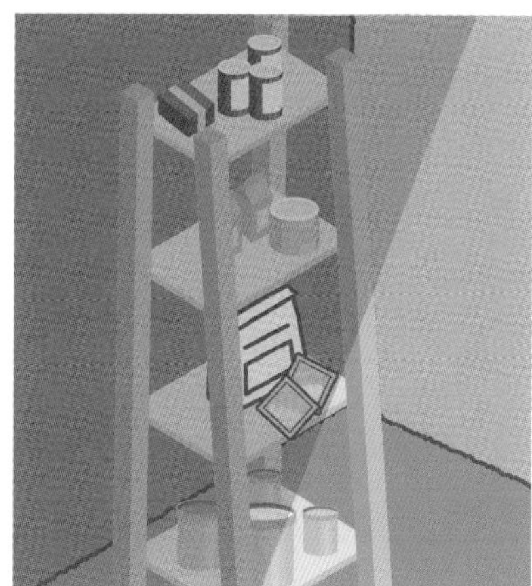

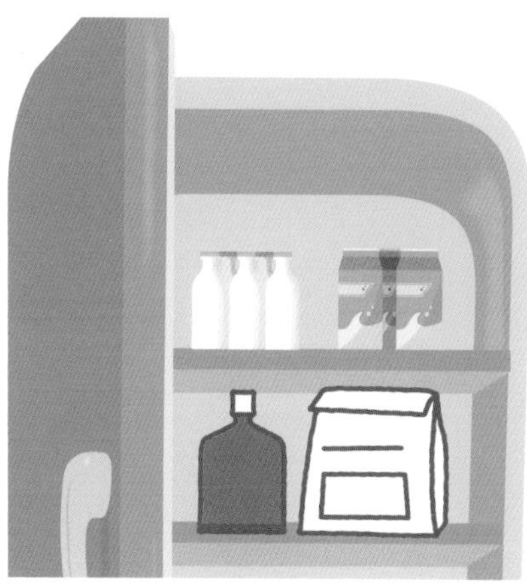

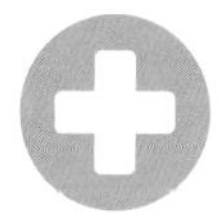

その他のフレーズ

●面会時間外に面会をご希望の場合は、担当看護師までお申し出ください。
If someone would like to visit you outside of the visiting hours, please contact your nurse.

●1週間後に入院していただきます。
Your hospitalization will be a week from today.

●3日後には退院できます。
You will be discharged in 3 days.

●次回の外来日は、7月1日です。
The next outpatient day is July 1 (the first).

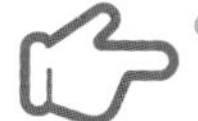

●

MEMO

巻末資料

- 頻出用語一覧
- 便利な英語系スマホアプリ
- 院内で使用する書類

頻出用語一覧

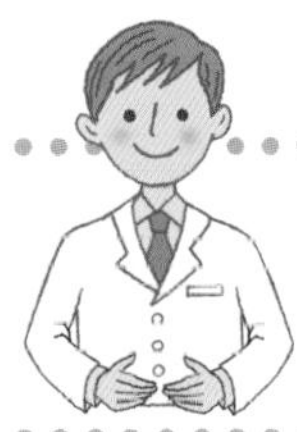

ここでは、英語による会話で使われることの多い単語やフレーズを挙げています。

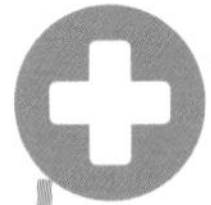

診療科の名前一覧

診療科を英語で表現したいときに活用してください。

（読み方は参考程度に）

内科	internal medicine
小児科	pediatrics
脳神経外科	neurosurgery
産婦人科	obstetrics and gynecology (OB/GYN)（オービー ジィン）
歯科	dentistry
眼科	ophthalmology（オプサルモロジー）
耳鼻咽喉科	otolaryngology, otorhinolaryngology, ENT（イー・エヌ・ティー） (= ear, nose and throat)
皮膚科	dermatology
外科	surgery
心臓血管外科	cardiovascular surgery
整形外科	orthopedic surgery, orthopedics（オーソピーディックス）
精神科	psychiatry
診療内科	psychosomatic medicine
呼吸器科	pulmonology
循環器科	cardiology
消化器科	gastroenterology
消化器外科	gastrointestinal surgery
乳腺外科	breast surgery
泌尿器科	urology
神経科	neurology
腎臓内科	nephrology
形成外科	plastic and reconstructive surgery
放射線科	radiology
麻酔科	anesthesiology（アネスティージオロジィ）

病院内の部局として言うときには department を使って、例えば「**the department of surgery**」のように表します。

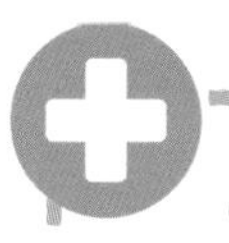

体のパーツ

体のパーツを英語で表現するときに活用してください。

❶頭 **head**
❷顔 **face**
❸額 **forehead**
❹髪 **hair**
❺前髪 **bangs**
❻こめかみ **temple**
❼耳 **ear**
❽耳たぶ **earlobe**
❾目 **eye**
❿まぶた **eyelid**
⓫眉毛 **eyebrow**
⓬まつげ **eyelash**
⓭瞳 **pupil**
⓮鼻 **nose**
⓯頬 **cheek**
⓰口 **mouth**
⓱舌 **tongue**
⓲歯 **tooth**（複：**teeth**）
⓳歯茎 **gum**
⓴唇 **lip**（通常は複数形で使用）
㉑あご **chin**（顎先）
jaw（関節の部分）
㉒首 **neck**
㉓喉 **throat**
㉔肩 **shoulder**
㉕腋窩 **armpit**
㉖腕 **arm**／**bicep**
㉗前腕 **forearm**
㉘手のひら **palm**
㉙胸 **chest**
㉚みぞおち **solar plexus**
㉛お腹 **stomach**／**tummy**／**abdomen**／**belly**
㉜あばら、肋骨 **rib(s)**
㉝おへそ **navel**／**belly button**
㉞膝 **knee**
㉟すね **shin**

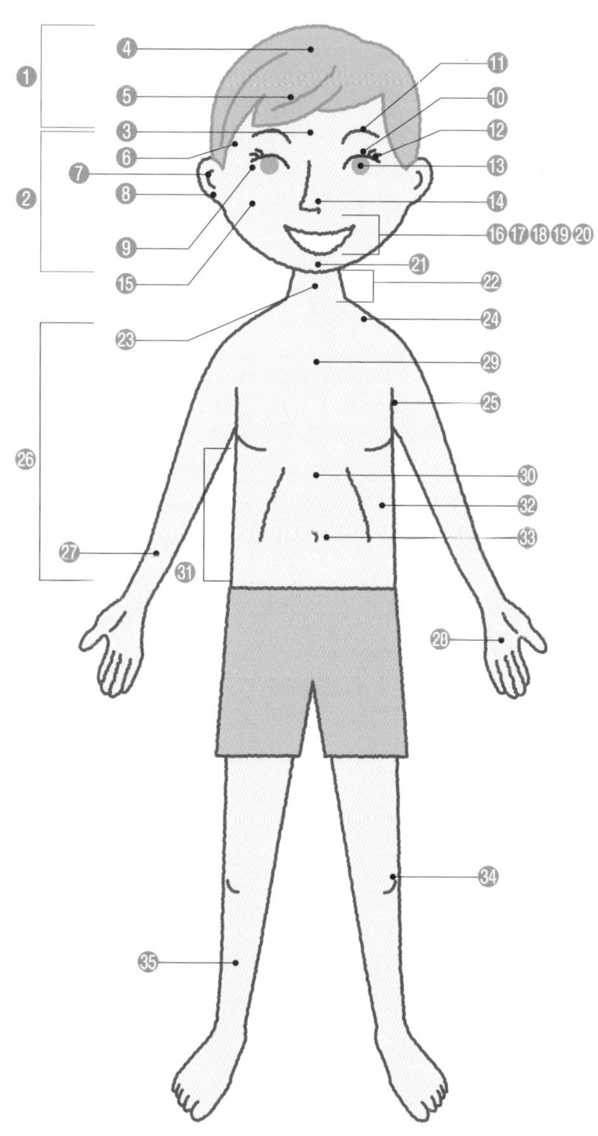

36 肘	**elbow**
37 手首	**wrist**
38 手	**hand**
39 指	**finger**
40 爪	**nail**
41 背中	**back**
42 腰（胴のくびれた部分、ウエスト）	**waist**
43 腰（腰の左右に骨が出てる部分）	**hips**
44 お尻	**bottom**
45 脚	**leg**
46 太もも	**thigh**
47 ふくらはぎ	**calf**
48 くるぶし	**ankle**
49 かかと	**heel**
50 足	**foot**
51 足裏	**sole**
52 土踏まず	**arch of the foot**
53 つま先	**toe**

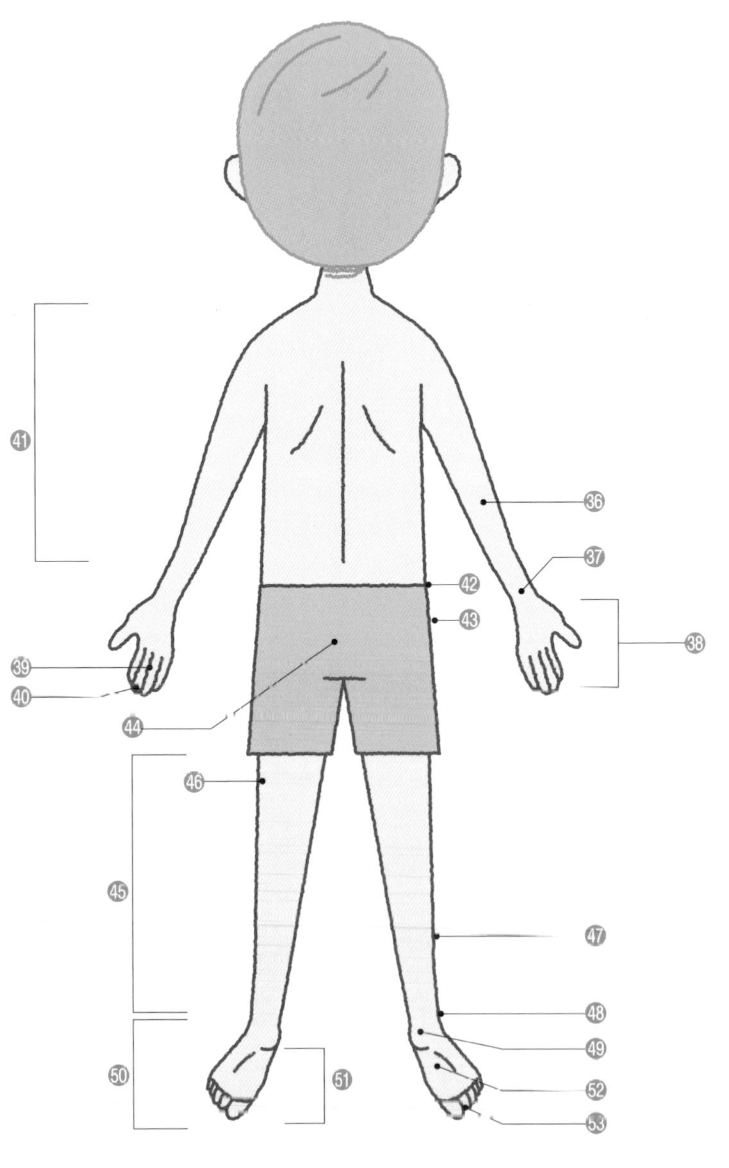

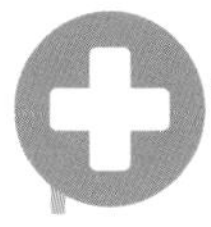

病名一覧

病名を英語で表現するときに活用してください。

（読み方は参考程度に）

脳疾患	
脳梗塞	cerebral infarction
脳挫傷	cerebral contusion
脳卒中	stroke
髄膜炎	cerebral meningitis（メナンジャイティス）

眼科	
白内障	cataract
緑内障	glaucoma
ものもらい	sty
結膜炎	conjunctivitis／pink eye

耳鼻科	
中耳炎	middle otitis／middle ear infection
扁桃腺炎	tonsillitis（トンスライティス）
咽頭炎	pharyngitis（ファリンジャイティス）
副鼻腔炎	sinusitis（サイヌサイティス）
鼻炎	rhinitis（ライナイティス）

皮膚科	
アトピー性皮膚炎	atopic dermatitis
水虫	athlete's foot

循環器科	
不整脈	arrhythmia
心不全	heart failure
腎不全	renal failure
心膜炎	pericarditis
心筋梗塞	cardiac infarction／heart attack
心臓疾患	heart disease
狭心症	angina pectoris
心臓弁膜症	heart valve disease

呼吸器科	
風邪	common cold
気管支炎	bronchitis（ブロンカイティス）
気胸	pneumothorax
喘息	asthma（アーズマ）
肺炎	pneumonia
肺気腫	emphysema（エンフィジィーマ）
慢性閉塞性肺疾患	chronic obstructive pulmonary disease(COPD)

消化器科	
胃炎	gastritis
胃潰瘍	gastric ulcer
十二指腸潰瘍	duodenal ulcer
肝炎	hepatitis
胆石	gallstone
腸炎	enterocolitis（エンテロコライティス）
虫垂炎	appendicitis（アペンディサイティス）
逆流性食道炎	reflux esophagitis

整形外科	
捻挫（ねんざ）	sprain
骨折	fracture
脱臼	dislocation

皮膚科	
接触性皮膚炎（かぶれ）	contact dermatitis（デルマタイティス）
湿疹	rash
アトピー性皮膚炎	atopic dermatitis
薬疹	drug allergy
蕁麻疹	hives

内分泌系	
糖尿病	diabetes（ダイアビーティス）
低血糖発作	hypoglycemic episode

感染症	
はしか	**measles**
おたふく風邪	**mumps**
インフルエンザ	**influenza／the flu**
水疱瘡（みずぼうそう）	**chicken pox**

泌尿器科	
尿路感染症	**urinary tract infection**
尿路結石	**urinary stone**
膀胱炎	**cystitis／bladder infection**
腎臓結石	**renal calculus／kidney stone**
前立腺肥大症	**enlargement of prostate**
排尿障害	**urination trouble**

精神科	
うつ病	**depression**
認知症	**dementia**
摂食障害	**eating problem**

婦人科	
子宮筋腫	**uterine fibroid**
子宮内膜症	**endometriosis**（エンドミートリイーンス）

その他	
動脈硬化	**arteriosclerosis**（アーテリオスクレローシス）
ヘルニア	**hernia**（ハーニア）
やけど	**burn**
花粉症	**hay fever**
がん	**cancer**
糖尿病	**diabetes**
高血糖	**hyperglycemia***
高脂血症	**hyperlipidemia**
食中毒	**food poisoning**

＊「high blood sugar level」も同様です。

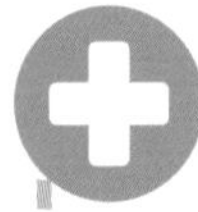

痛みの種類と表現方法

患者さんに痛みの状態をたずねるときに活用してください。

（読み方は参考程度に）

痛みの表現	
さまざまな痛みに使われる、「苦痛」の意味も	**pain**
比較的長く続く痛み	**ache**
ひりひりするような痛み	**sore**
痛み、痛む、痛める	**hurt**

痛みの程度	
鈍い、鈍痛	**dull**
鋭い	**sharp**
激しい	**severe**
穏やかな	**mild**

痛みの種類	
ズキズキする	**throbbing**
刃物で刺すような	**stabbing**
針で刺すような	**stinging**
締めつける感じの	**tight**
焼けるような	**burning**
ガンガンする	**pounding** **splitting**
チクチクする	**prickling**

頻度	
急性的な	**acute**
慢性的な	**chronic**
続く痛み	**constant**
断続的な	**intermittent**（インターミッテント）

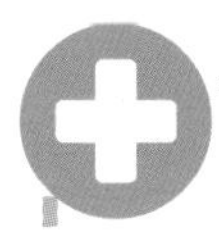

症状一覧

症状をたずねるときに活用してください。

脳神経領域	
頭痛	headache
ズキズキ痛む	throbbing headache
割れるように／ガンガン痛む	splitting headache
めまい	dizzy（ふらふらする）／spinning（回転性）
脳卒中	stroke
けいれん	muscle spasm
意識がない	lose consciousness

眼科領域	
まぶしい	feel too bright
かゆい	itchy
目が乾く	dry eyes
めやに	eye discharge

耳鼻科領域	
耳鳴り	ringing in one's ear
鼻水が出る	runny nose
鼻づまり	stuffy nose
鼻血	nosebleed
くしゃみ	sneeze
声が出ない	lost voice
のどが痛い	sore throat
いびきをかく	snoring（いびき：snore）

呼吸器科領域	
息苦しい	difficulty breathing
痰がでる	cough up phlegm
咳	cough
喘鳴	rough sound（ぜいぜい）／whistling（ヒュー音）
喘息	asthma

循環器領域	
締め付けられる痛み	tightening pain
不整脈	irregular pulse
高血圧	high blood pressure／hypertension
低血圧	low blood pressure／hypotension
動悸	heart pounding／palpitation

消化器領域	
食欲がない	no appetite
胸やけ	heartburn
吐き気	feel sick
嘔吐	threw up／vomit
腹痛	stomachache
便秘	constipation
血便	blood in stool
体重減少	lost weight

運動器領域	
力が入らない	no strength
しびれる	numb／asleep

泌尿器科領域	
頻尿	frequent urination
排尿時の痛み	pain when you urinate
尿閉	urinary retention

産婦人科領域	
生理中	on one's period
不正出血	unusual bleeding
おりもの	vaginal discharge

便利な英語系スマホアプリ

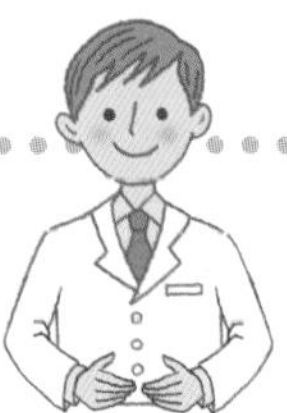

スマホ用のアプリにも、英語を学習したり翻訳してもらったりできるものがあります。用途に合わせて活用してみるとよいでしょう。

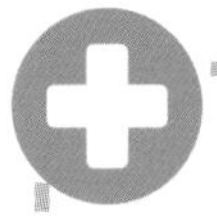

翻訳アプリ

● SayHi翻訳
（iPhone／Android）
無料

iPhone／Android用の翻訳アプリです。

音声でもキーボードでも入力が可能で、好きなほうを選択できます。言語も40か国語以上を国や地域のなまり別に選択できるうえ、再生時の音声スピードの調整も可能な優れものです。

チャット形式の画面で会話が進むため、LINEなどでやり取りをしているような親近感が湧きますし、相手と画面を共有することで共通理解を得ることもできます。

細かい説明と患者の理解が必要な場面で使用すれば、伝達ミスによる事故やクレームを回避することができます。

英語をちゃんと話せなくてもコミュニケーションを取る必要がある場合などに最適なアプリです。

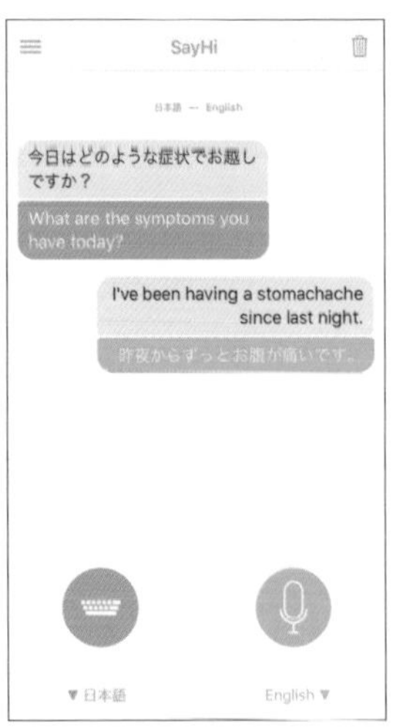

▲選べる入力形式

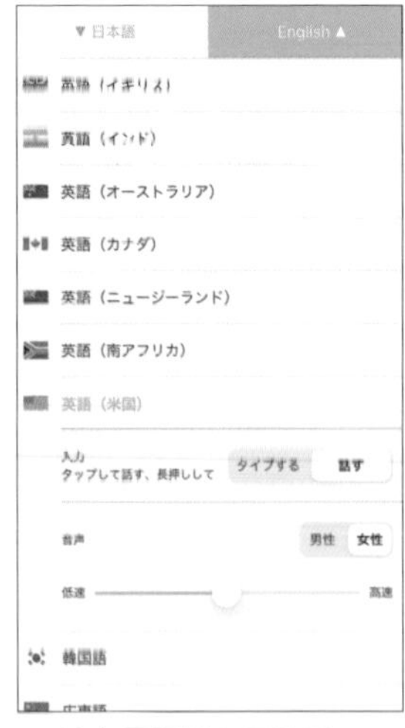

▲40か国語以上に対応

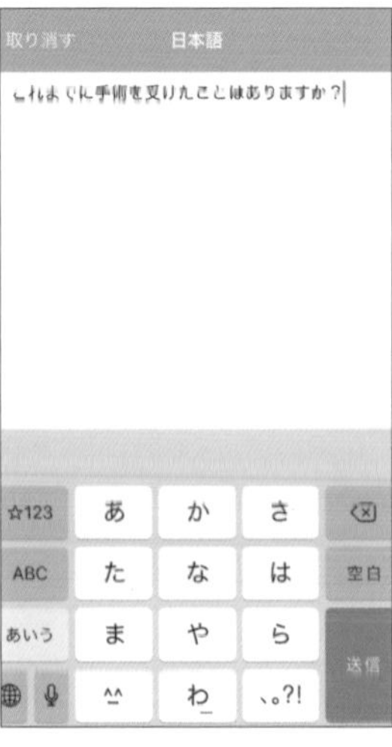

▲翻訳の手直しもできる

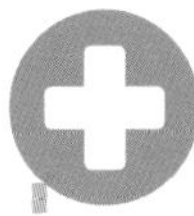

英語学習アプリ

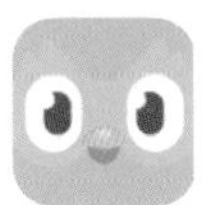

● Duolingo
(iPhone／Android)
無料

英語の初心者でも、ゲーム感覚で楽しく学べるアプリです。

中学1年生程度の英語文を日本語に訳したり、簡単な日本語を単語を選択してつなぐ形で英訳するなど、負担の少ない形で始めることができます。

1つのステージをクリアすると次のステージに行けるようになっており、1日1つずつ飽きずに続けることができるように工夫されています。

英語が苦手で、一から勉強したいと思っている方におすすめのアプリです。

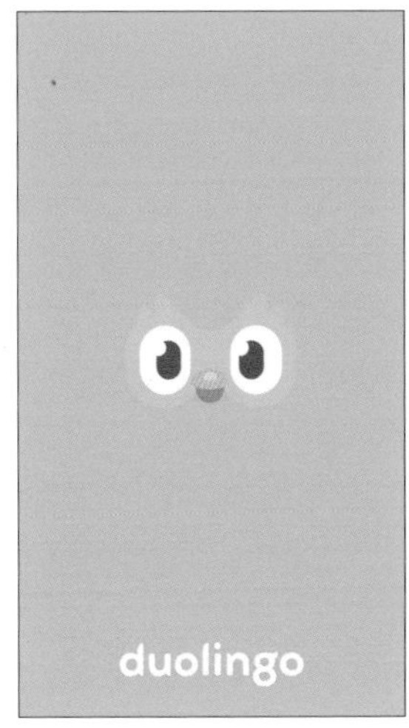

duolingo
▲緑のフクロウが目印

目標を選びましょう
カジュアル 5分 / 日
普通 10分 / 日
真剣 15分 / 日
熱烈 20分 / 日
目標はあとでいつでも変えられます。
次へ
▲レベルを設定できる

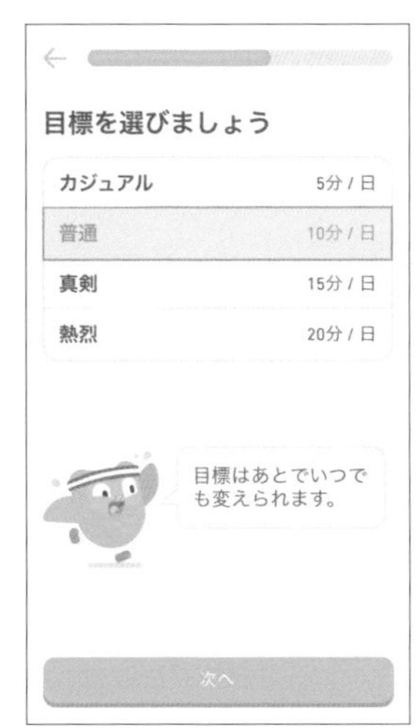

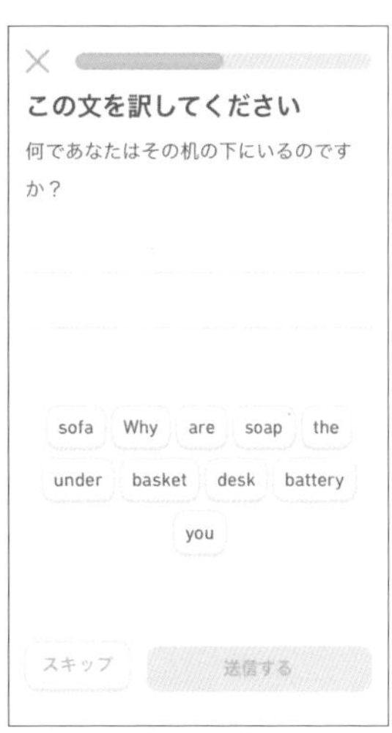

▲パズル形式で回答

もっと英語のレベルを上げたい方は、以下のアプリがおすすめです。

● Real英会話 (iPhone／Android)　980円
有料ですが、その分機能が優れていて、さまざまなシチュエーションを会話形式で学べたり、作者のテリーさんに直接質問することができたりするので、値段以上の価値があります。

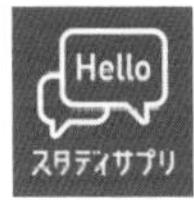

● スタディサプリ (iPhone／Android)　無料（有料コースあり）
最初に英語力のテストを受けると、自動でレベルに合わせたリスニングやタイピング、スピーキングのコースを選択してくれます。ストーリー仕立てになっているため内容を楽しみながら、総合的な英語力を身につけることができます。

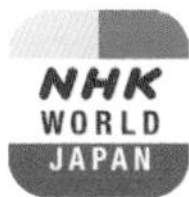

● NHK WORLD-JAPAN (iPhone／Android)　無料
聴く力をつけたい方におすすめ。NHKが放送している英語ラジオを聴くことができるアプリです。日本のニュースが多く、発音も聞き取りやすいため、初心者でも理解しやすいと評判です。

院内で使用する書類

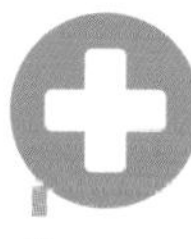

診療申込書

Application for medical consultation　診療申込書

Month： Apr.　Day： 23　Year： 2020
月　4月　日　23日　年　2020年

日付の表記は、日本語と順番が異なりますので注意。

Name： John Smith
氏名　ジョン・スミス

男性はmale、女性はfemale

Gender： male
性別　男

Nationality： G.B.
国籍　英国

英国の場合は、G.B.（Great Britain）やU.K.（United Kingdom）と記されることが多い。

Date of birth： Month／Day／Year　July／31／1975
生年月日　月　日　年　1975年7月31日

Age： 45
年齢　45歳

Current address： 2-7-14, Nishi-Aoyama, Minato-ku, Tokyo
現住所　東京都港区西青山2-7-14

Phone： 080-0000-0000
電話番号

Occupation： English Teacher
職業　英語教師

日本で仕事をしている人は、保険証を持っていることが多いようです。

Enrolled in the Japanese Health Insurance Plan： Yes ／ No
健康保険に加入している　はい　いいえ

Enrolled in traveler's insurance： Yes ／ No
海外旅行保険に加入している　はい　いいえ

短期滞在の方の場合は、旅行保険のみの場合が多いです。まず自費で支払って、あとで払い戻す方式の場合もあります。

If you are not enrolled in the Japanese Health Insurance Plan,
you will have to pay all the medical expenses.
健康保険に加入されていない場合、全ての代金をお支払いいただきます。

Yes, I understand　　I would like to consult with someone.
承知しました　　相談したい

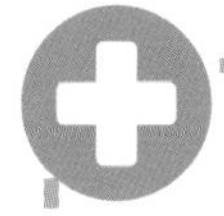

問診票（1）

Outpatient Questionnaire（1） 問診票（1）

In order to provide the best treatment possible, we appreciate your answering some questions about your current condition and medical history.
最善の治療を行うために、現在の症状やこれまでにかかったご病気などについての質問にお答えください。

Today's date: Month/Day/Year Apr. / 23 / 2020 /
記入日： 月 日 年 4月 23日 2020年

Name： John Smith Gender： (male) / female
氏名 ジョン・スミス 性別 男性 女性

Date of birth（M/D/Y）： July／31／1975 age： 45
生年月日 1975年7月31日 年齢 45歳

Nationality： G.B.
国籍 英国

● What kind of symptom do you have？
どのような症状がありますか。

- ☑fever 発熱
- ☐headache 頭痛
- ☐nausia／vomitting 嘔気／嘔吐
- ☑stomachache 腹痛
- ☑diarrhea 下痢
- ☐constipation 便秘
- ☐no appetite 食欲不振
- ☐lost weight 体重減少
- ☐chest pain 胸痛
- ☐difficulty breathing 息が苦しい
- ☐cough 咳
- ☐dizziness めまい
- ☐difficulty moving limbs 手足が動きにくい
- ☐difficulty speaking 言葉が出にくい
- ☐other その他
  (　　　　　　　)

主な症状を挙げておいて、当てはまるものにチェックをつけてもらう形式だと拾いやすい。

● When did it start?
いつごろからですか。

about 3 days ago
3日くらい前

● Medical history Please check the applicable box.
既往歴 当てはまるところに✓をつけてください。

- ☑high blood pressure 高血圧
- ☐diabetes 糖尿病
- ☐asthma 喘息
- ☐heart disease 心臓病
- ☐stroke 脳卒中
- ☐kidney disease 腎臓病
- ☐tuberculosis 結核
- ☐stomach or internal disease 胃腸の病気
- ☐liver disease 肝臓病
- ☐thyroid disease 甲状腺の病気
- ☐cancer ガン
- ☐other その他
  (　　　　　　　)

● Are you still undergoing the treatment for the disease?
まだその病気の治療をしていますか。

No / (Yes) (explain： medication)
いいえ はい （具体的に 内服治療 ）

問診票 (2)

Outpatient Questionnaire（2）　問診票（2）

●Which part of your body seems to be the problem？

Please mark the part where you have a problem.

体のどこが具合が悪いですか。悪い場所に×をつけてください。

問診票（1）も参考に、印のついたところの具体的な症状について聞いていく。

●Are you on any medications?

飲んでいる薬はありますか。

No ／ (Yes) (Explain ： high blood pressure)

いいえ　はい（具体的に： 高血圧 ）

●Do you have any food or drug allergies?

食べ物や薬にアレルギーはありますか。

No ／ (Yes) (Explain ： raw fish)

いいえ　はい（具体的に： 生魚 ）

●Do you smoke or have ever smoked?

タバコを吸いますか。もしくは吸っていたことがありますか。

No ／ (Yes) (How many cigaretts a day？ ： 20)

いいえ　はい（一日何本ですか： 20本 ）

When did you quit smoking? (1 month ago)

タバコをやめたのはいつですか。(1ヶ月前

英語圏では、重さや長さの単位が違います。この場合は1ポンド(lb)で、約600 mLです。

●Do you drink?

お酒を飲みますか。

No ／ (Yes) (What kind and how much? ： beer 1lb / day)

いいえ　はい（種類と量： ビール 600mL／日 ）

●(For female only)Are you pregnant?

（女性の方へ）妊娠していますか。

No ／ Yes ／ possibly

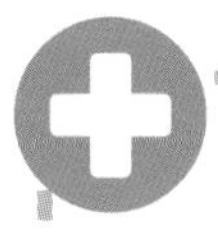

外出・外泊届

Permission to leave／stay out overnight　外出・外泊届

Date：Month／Date／Year　June／13／2020
日付：月／日／年　2020年6月13日

Name of patient：Michael Baker
患者氏名　マイケル・ベイカー

Name of requesting person：Judith Baker
申請者名　ジュディス・ベイカー

From：Month／Date／Year　June／14／2020　Time：13:00
いつから：月／日／年　2020年6月14日　時間　13時

Until：Month／Date／Year　June／15／2020　Time：10:00
いつから：月／日／年　2020年6月15日　時間　10時

Purpose：to attend the wedding party of daughter
目的　娘の結婚式に出席するため

Destination：Meiji Kinenkan
滞在先　明治記念館

Address／Phone　2-2-23 Moto-Akasaka, Minato-ku　／　03-3403-1171
住所／電話番号　港区元青山2-2-23

If you need to ask something during the stay outside of the hospital, please call us.
外泊中に何かお聞きになりたいことがある場合は、お電話でご連絡ください。

○○○○ Hospital　Phone:　03-1234-5678

病院の連絡先を示しておく。

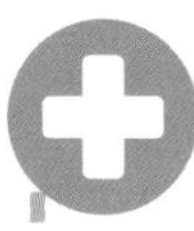

付添許可証

Permission of overnight attendance
付添許可書

Date：Month／Date／Year　Dec.／ 9 ／2020
日付：月／日／年　2020年12月9日

Ward： West 2　Room number：215
病棟名　西2病棟　部屋番号　215

Name of patient： Naomi Williams
患者氏名　ナオミ・ウィリアムズ

Name of attending person： Maria S. Williams
付添者名　マリア・S・ウィリアムズ

Relationship to the patient： Mother
患者との続柄　母

From：Month／Date／Year　Dec.／ 9 ／2020　Time： 10:00
いつから：月／日／年　2020年12月9日　時間

Until：Month／Date／Year　Time：
いつまで：月／日／年　時間

Reason for attendance： To reduce the anxiety of my daughter
付添の理由　娘の不安の軽減のため

いつまでかわからない場合は、各病院の決まりに従ってください。

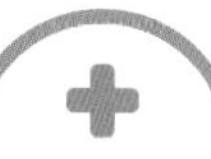

索引

●あ行

●か行

●さ行

●た行

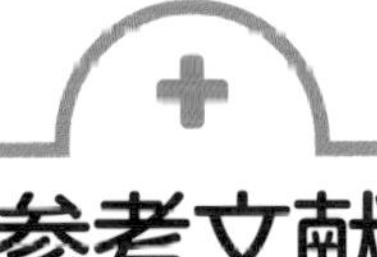

参考文献

上鶴重美・Eric Skier：看護師のための英会話ハンドブック，東京化学同人，2011

山本淳子・Sarah Crowe・渡辺弘之：看護師の英語ワークブック，NOVA，2006

アルク：看護に役立つ！実践メディカル英語，https://www.alc.co.jp/speaking/article/kango/
（最終閲覧日：2020.5.9）

SYNERGY：MediEigo（メディエイゴ）いろんな現場で！「使えるワンフレーズ」，http://medieigo.com/index.html（最終閲覧日：2020.5.10）

MEMO

【著者】
松井　美穂（まつい　みほ）
看護師、国際医療福祉大学大学院修士課程修了
看護学修士／認定看護管理者／産業カウンセラー／呼吸療法認定士
「ホリスティックに看護と介護を考える会」を主宰し、医療関係者や市民向けの講座を運営する傍ら、ライフコーチング、メンタルカウンセリング、ライター、研修講師などの活動をフリーランスで行っている。

【イラスト】
タナカ　ヒデノリ

【キャラクター】
大羽　りゑ

【本文イラスト】
加藤華代

【協力】
メディカルライターズネット

看護の現場ですぐに役立つ
看護英語のキホン

発行日　2020年　6月22日　第1版第1刷

著　者　松井　美穂

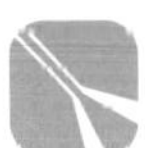

発行者　斉藤　和邦
発行所　株式会社　秀和システム
〒135-0016
東京都江東区東陽2丁目4−2　新宮ビル2階
Tel 03-6264-3105（販売）Fax 03-6264-3094
印刷所　三松堂印刷株式会社　Printed in Japan

ISBN978-4-7980-5864-1 C3047